新型コロナウイルスの真実

岩田健太郎
Kentaro Iwata

ベスト新書
610

はじめに

新型コロナウイルスから自分を守るために一番大事なものは、情報です。

「こういうときはこうしとけ」というノウハウの以前にある、情報・知識・事実が大切です。

マスクがどうかとか、アルコール消毒製剤がどうかみたいな、個別イシューに入り込むのではなくて、まずは情報を集めること、知識を身に付けること。事実と向き合うことが何よりも大切です。

同様に、結論を決めつけない姿勢も大事です。

例えば、「マスクは必要でしょ」という結論にこだわってしまうと、常に「マスクが大事だ」という情報にしか目がいかなくなります。そのうちに「マスクなんていらない」って言う人は敵だ、みたいなカルトじみた話になってくると、正しく情報が手に入らないで、デマに踊らされるようになってしまいます。

だからゼロベースで、「自分の意見なんていつでも変わっていい」という宙ぶらりんな状態で、何が来ても右にも左にもすっと動ける武道の達人みたいな脱力状態を保つこと、意固地にならないことが大切なんです。

今回の新型コロナウイルスを過去に経験した人は誰もいません。未体験なものに対しては、ぶれないほうがどうかしている。

新しい情報が入ってきたら、「それは知らなかった」と考え方を変えるのが当然です。その意味で、情報を集めること、情報を判断するための知識を身に付けることがとても大事です。

それでは、新型コロナウイルスについて自分で判断するために、必要な情報や知識とは何でしょうか。

それは、感染症の原則を押さえることです。「微生物と感染症は違いますよ」とか、「感染と病気は別物ですよ」とか、「感染経路を遮断することが大事ですよ」という、原則的なところからしっかり理解を深めていくことが重要です。

そのステップを踏まずに考えることをやめてしまうと、「○○って石鹸は殺菌の効果があるか」とか、「○○ってお茶を飲むとどうなのか」のような結論に飛びつくようになり、判断能力が衰えてしまいます。

感染症の原則は、なにも一般相対性理論とか量子力学のような、大学でも専門的に学んだ人にしか分からない「一般の方、お断り」みたいな類のものではありません。時間さえかければ必ずちゃんと身に付けることができる内容です。

学校では試験問題を速く解く能力だけが評価されていたかもしれませんが、そんなものは知性でもなんでもない。途中で諦めずに、時間をかければ、感染症の原則は必ず理解できます。

それを土台にして、いろんな情報を集め、自分で判断することが大切なんです。

この本の第一章と第二章では、まず「コロナウイルスはこういうウイルスです」という事実と、感染症対策の考え方の基礎を一つずつお伝えします。「こんなん風邪みたいなもんですから、気にしないでください」みたいなメッセージを伝えるつもりはありませんし、逆に恐怖を煽るつもりもありません。

読者のみなさんに、そのときそのときでじっくりと考え、正しい判断をしてもらうために感染症の原則を身に付けてもらう。それが専門家の役割だとぼくは考えますし、身に付けた知識をどう扱うかは、一人一人に委ねるしかありません。

第三章では、クルーズ船ダイヤモンド・プリンセスで大勢の感染者を出してしまった理由について、ぼくが船の中で見てきたことを踏まえてあらためて考えていきます。

とはいっても、ダイヤモンド・プリンセスでの対応を除けば、日本政府のコロナウイルス対策は概ね適切だし、諸外国の対応と大きな違いはない、というのがぼくの理解です。ですから第四章では日本政府のコロナ対策、そして日本社会の新型コロナウイルスへの向き合い方について、良い部分は良い、悪い部分は悪いと、一つ一つ議論していきます。

そして第五章では、一人一人が新型コロナウイルスをはじめとしたあらゆる感染症と向き合うための姿勢、あるいは心構えについて、ぼくの思うところをお話しします。

多くの人が新型コロナウイルスに関する適切な知識を身に付け、日々変化する状況の中でも根拠のない恐怖、あるいは根拠のない安心に惑わされずに事実を見据えて、その都度「正しく判断」できるようになる。それこそが新型コロナウイルスの感染拡大を止める土台です。

読者のみなさんにとって、本書がその一助になることを願っています。

新型コロナウイルスの真実◎目次

第四章　新型コロナウイルスで日本社会は変わるか……139

第五章　どんな感染症にも向き合える心構えとは……195

第一章

「コロナウイルス」って何ですか？

「コロナウイルス」って何ですか？

さて、コロナウイルスについて知ってもらう前に、そもそも「ウイルス」とは何でしょうか。

じつはウイルスを厳密に定義しようとすると非常に難しいのですが、ざっくり言うと「他の生物の細胞の中に入らないと生きていけない微生物」ということになります。

ウイルスと菌は、よく混同されることがありますね。ウイルスと菌の間で何が違うかというと、じつはこれも厳密に議論するとなかなかややこしい問題なんです。けれどもざっくり言えば、ウイルスは「抗生物質が効かない」もので、菌は「抗生物質で殺せる」ものと捉えていただければ、一般の方でしたら問題ないと思います。

今回問題になっているウイルスは「新型コロナウイルス」と呼ばれています。新型が出てきたということは、これまでに旧型があったということですよね。「旧型のウイルス」というのも変ですから、要するに、以前から知られていた「従来のコロナウイルス」が存在するということです。

そこで、新型コロナウイルスを知る第一歩として、まずは従来のコロナウイルスについて既に分かっていることを押さえておきましょう。

コロナウイルスの「コロナ」というのは、もともとは「冠」のような意味合いです。電子顕微鏡で見ると、周りに冠状のギザギザが付いた形をしているので「コロナウイルス」という名前が付いています。

従来知られていたコロナウイルスは４種類。ざっくり言うと、普通の風邪の原因となるウイルスです。風邪の原因は多様で、他にもライノウイルスなどが知られています。

以前から知られていた、普通の風邪の原因としてのコロナウイルスが引き起こすのは、くしゃみ・鼻水・鼻づまりや微熱が出たりといった一般的な風邪の症状で、普通は安静にしていれば自然に治ってしまいます。

よく、風邪で病院に行くと抗生物質を処方されますが、先に述べたとおりウイルス感染には抗生物質は効きません。つまり風邪には抗生物質が効かないんです。「風邪を治す」という意味での風邪薬は存在しなくて、薬にできるのは、くしゃみを止めたり、鼻水を止めたり、咳を止めたりなどの対症療法だけです。

風邪そのものは自然に治るのを待つしかない、そして、たいていは自然に治ってしまう、というのが従来のコロナウイルスでした。

SARSとMERS

ところが2002年にコロナウイルスの歴史が変わります。

2002年、中国の広州を中心に、今までに見つかっていなかった新しいコロナウイルスが発見されました。これが後に「SARS（サーズ）」と呼ばれる病気の原因である「SARSコロナウイルス」です。

SARSとは、Severe Acute Respiratory Syndrome（重症急性呼吸器症候群）という英語の頭文字を縮めたもので、SARSコロナウイルスはその名のとおり、重症で急性の肺炎を引き起こします。これはハクビシンなどの哺乳類からやって来たウイルスだと考えられています。

従来のコロナウイルスは喉とか鼻など「首から上」の症状を引き起こすウイルスでしたが、このSARSコロナウイルスは「首より下」に位置している肺の病気を引き起こします。人は肺で酸素の交換をしますから、ここが病気を起こすと呼吸ができなくなります。

つまり、命に関わる病気の原因となるコロナウイルスが登場したんです。

SARSコロナウイルスの流行は中国国内にとどまらず、香港、さらにカナダやドイツなど諸外国にも移っていって大問題になりました。2002年から2003年のことです。ぼくはちょうど2003年の夏から北京の診療所に勤めていたんですが、北京でも何千人というSARSの患者さんが出ました。

肺炎を起こしやすいSARSは致死率も高く、罹《かか》った人の死亡率は10パーセントぐらいといわれました。10人に1人が亡くなる怖い病気だということで世界中で大問題になり、実際に何千人という患者さんが出ました。そしてこれといった治療薬もなかったSARSですが、しっかりと隔離をして自然に治るのを待ったことで、延べ8000人ぐらいの患者さんが出ましたが、2003年には流行は収まりました。

それ以降SARSという病気は再発せずに、地上から消えてなくなった、現在人間の病気は起こしてない、ということになります。

その後、2012年に、今度は中東のラクダから感染するコロナウイルスが見つかりました。これが「MERS（マーズ）コロナウイルス」です。MERSはMiddle East Respiratory Syndrome（中東呼吸器症候群）の略で、Middle Eastとは中東のことですね。

MERSコロナウイルスもやっぱり肺炎を起こします。これはSARSに輪をかけて致死率が高く、3割ぐらいの方が亡くなるという非常に怖い感染症です。

MERSコロナウイルスでは、特に韓国に移動した感染者が、いくつも病院を受診したことで病院の中で感染症が拡がりました（2015年など）。韓国ではたくさんの患者さんが出て、治療薬とかワクチンもないのですが、これも感染対策を一生懸命やったことで、程なく騒ぎは収まりました。

ただし、SARSと違ってMERSの場合は、まだ中東にはウイルスがいるんです。ですから、中東に行ったときには、ラクダとかに触らないようにしましょう、みたいな注意が今でもされるのはそのためです。MERSは現在もある問題なんですね。

7番目のコロナウイルス

風邪の原因となる従来のコロナウイルスは4種類で、2002年にSARSが、2012年にMERSが出て、延べ6種類のコロナウイルスが人間に病気を起こすことが、これまでに分かっていたことになります。

そして、今回世界中で流行しているのが「7番目のコロナウイルス」になります。これはおそらく2019年の暮れ……11月とか12月とか諸説ありますが、中国・湖北省の武漢で感染を始めました。

見つかった当初は「海鮮市場で、哺乳類や爬虫類など何らかの動物から感染したんじゃないか」といわれていましたが、後から調べたところ、その前から既に感染があったことが分かっています。ですから現時点では、感染の大元がどこにあったのかは分かっていません。分かっていませんけれども、おそらくは去年の暮れあたりから武漢の中で人に感染を始めたのでしょう。

感染経路について、当初は「ヒト－ヒト感染はほとんどしない」と考えられていました。動物から感染するだけで、まあ大した問題じゃないだろう、というふうに、割とたかをくくっていたんです。それが2020年になって、だんだん患者さんが増えてきて、どうもヒト－ヒト感染するようだ、ということが分かってきました。

武漢でものすごく患者さんが増えて、そうこうするうちに春節……中国のお正月休みの時期に突入してしまいました。

日本でもインバウンド商戦に絡めて知られるようになりましたが、春節にはたくさんの人が移動します。上海や北京など中国各地の大きな都市、それから香港、あるいは日本などの他国にもたくさんいる中国人が激しく移動し、それに乗じて武漢の外へと感染が拡がっていったわけです。

そして現在のような世界的な大問題になり、2020年3月12日にはWHO（世界保健機関）がパンデミック宣言を出しました。

パンデミックとは「世界中で感染症が流行している状態」という意味です。2009年に、当時「新型インフルエンザ」と呼ばれたウイルスの感染がメキシコで発生して、カナダ、アメリカ合衆国、さらに全世界に移っていき、最終的にはパンデミックと呼ばれました。あれと同じことが２０２０年に起きているというのが現状です。

今回のコロナウイルスを、日本ではよく「新型コロナウイルス」と呼んでますね。じつは、今回のウイルスの名称についてはいろんな議論があって、２０２０年3月の時点では正式なウイルスの名前は付いていません。

ウイルス学者の間では「ＳＡＲＳ－ＣｏＶ－２」という名称が使われていますが、必ずしも全ての関係者の間でコンセンサスが得られているわけではありません。

ぼくたち感染症の専門家も「新型コロナウイルス」と呼ぶことが多いです。「ＳＡＲＳのようなコロナウイルス」みたいな呼び方をしていることもあります。

ウイルスが引き起こす病気には「ＣＯＶＩＤ－19」という名前が付いているので、そちらを目にすることも多いかもしれません。ＣＯＶＩＤとはCoronavirus disease の略で、コロナウイルス感染疾患、みたいな意味合いです。それに２０１９年の19を付けてＣＯＶＩＤ－19というのが病気の名前になります。

「風邪みたいなもの」だからこそタチが悪い

今回の新型コロナウイルスによる臨床症状と一般的な風邪の臨床症状を比べても、「最初の症状はほとんど変わらない」といわれています。「微妙な違いがある」という意見もあるにはありますが、症状だけで完全に区別するのは難しいです。

多くの人は感染しても全然症状がないままに終わってしまうし、症状が出ても喉が痛いとか、咳が出るとか、微熱が出るとかの軽いもので始まって、1週間ぐらいそんな症状が続き、8割の方はそのまま治ってしまいます。

残りの2割の方は症状が出てから1週間ぐらい経つとだんだん症状が悪くなり、息が苦しくなる気道感染の症状が出てきます。

2002年に流行したSARSや、典型的なインフルエンザの場合は発症初期からドーンと症状が出ます。でも新型コロナウイルス感染症の発症初期の症状は、ほとんど風邪みたいなものです。

じつは、これは非常にヤバいことなんです。

この問題が出てきた当初に、日本へチャーター便で最初に帰ってきた人の中に、症状の出た人が３人ほどいました。彼らが入院したときにも「これは風邪みたいなものなので、みんな自然に治りますよ」との学会発表があったりと、専門家の間でも割と軽く捉えていたところがありました。

でも、それこそが危ないところなんです。というのも、８割の人はたしかに勝手に治っちゃうんですけど、これは逆に言えば残り２割の人は勝手には治らないってことですよね。

２割、つまり５人に１人って結構な割合です。例えば10人程度の感染であれば、社会的にはどうってことはないけれど、５００〜１０００人規模の感染になるとかなりの問題になってくるし、武漢のように５万人もの感染者が出てくると、必然的にすごい数の方が重症化して、結果、何千人という方が亡くなってしまう。

罹り始めは症状が軽いので、みんな自分が罹患《りかん》していることに気づかない。「ちょっと調子が悪いかな」くらいだから、仕事はするし、遊びにも行くし、公共交通機関だって使ってしまいます。

ＳＡＲＳやインフルエンザなら、すごくきつい症状が初めにボーンと出るので、多くの人は仕事を休むし、家で寝てるし、あるいは病院に行くわけです。少なくとも自分が病気である自覚はあるし、他人にうつすリスクがある自覚だってあるでしょう。

だけど今回の新型コロナウイルスは時限爆弾みたいなもので、ずっと普通に過ごして多くの人にうつす機会を宿主に与えておいてから、２割の人はドンと悪くなる。だからこそ拡がりを止めるのが極めて困難な、ものすごくタチが悪いウイルスなんです。

病院ではどう対応するのか

新型コロナウイルスに感染した患者さんに対して病院ではどう対応するかというと、個室に隔離して、患者さんと向き合うときには防護服を着ることになります。

治療薬については、エイズの薬、ステロイド、インフルエンザの薬などいろんな薬が効くんじゃないかと、一応想定はされていますが、２０２０年3月の段階で、「これが効く」と確定されたものはありません。

「使ったら良くなりました」というエピソードもあるにはあります。ですが、さっきも説明したように、そもそも8割の人が勝手に良くなっちゃうので、「使ったから」良くなった、つまり因果関係として良くなったのか、「使って」良くなった、つまり「使いました」と「良くなった」というエピソードが前後関係として連続しているだけなのか、区別ができていないんです。

これを区別するには、臨床試験、つまり薬を使った患者群と使っていない患者群を比べることが必要になってきます。

「3人に使ったら3人とも良くなりました」というのでは、この薬の効果を証明したことには全然ならない。例えば「薬を使った50人」と「薬を使わなかった50人」を比べて、両者の死亡率はこれだけ違いますよ、というようなデータが得られて、初めて臨床試験で薬の効果を証明できるんです。

これは薬だけでなくワクチンについても同様で、ワクチンが開発されても、開発したワクチンが本当に効くのか、安全なのかを臨床試験で調べないといけません。

まさに今、日本や中国などさまざまな製薬会社が治療薬の臨床試験をしています。2020年の6~7月ぐらいには結果が出る、もしかしたらもう少し早いかもしれないという話もあります。

ただし、臨床試験の結果「この薬が効きました」という報告になるかどうかは分からない、もしかしたら「効きませんでした」という結果になるかもしれません、臨床試験は博打みたいなものでやってみないと分からないんです。

本書執筆時点で、一つの大きな臨床試験が発表されました。「カレトラ」と呼ばれる、昔からＡＩＤＳに使われてきた薬の実験です。ただ、結果は残念ながら「患者の改善には寄与しない」というものでした（Cao B ら。New England Journal of Medicine. 2020 Mar 18)。また、「アビガン」と呼ばれる日本製の薬も試みられていて中国の臨床試験で「効いた」と報告されましたが、研究の質や規模がもうひとつで、これで特効薬だ、と断定するようなものではありませんでした（Cai Q, ら。Engineering. 2020 Mar 18)。他にもマラリアの薬や免疫グロブリン、インターフェロンといったさまざまな薬について、臨床試験で効果の検証がされています。

若者がウイルスを拡げているの？

今回の新型コロナウイルスでは、高齢になるにつれて徐々に罹りやすく、重症化しやすく、亡くなりやすくなる傾向が分かってます。

ただし、ここでいう「高齢」とは、中国などのデータからいえば40代後半以降だと考えられます。ぼくは今48歳なので、その中に入っていますが、一般的な感覚からすると、高齢者っていうほどの高齢者ではないですね。だから、結構いろんな人に重症化の可能性があるわけです。

とはいえ、日本では亡くなるほど重症化するのはいわゆる高齢者、80代から90代の人が多いです。

逆に子供の患者さんは非常に少ないし、罹っても重症化しないで、たいていは治ってしまうといわれています。2002年のSARSも同様で、子供は罹りにくい、罹っても重症化しないといわれてました。その理由は今のところ分かっていません。

「じつは子供も結構罹っているけれど、症状が出ないので気づいてないだけだ」という意見もありますが、このへんはいまだ謎なんです。

だから、小・中・高等学校の一斉休校に意味があるのか、それともないのかには諸説あり、決着はついていません。後々検証する必要がありますし、ぼく自身も検証するつもりでいます。

専門家会議は「若者がウイルスを拡げている」と言っていますが、必ずしもそのようなデータはありません。

彼らが言うには、感染者が多く確認されている北海道のデータを見ると若者が拡げているかもしれないという話ですが、30代、40代、50代あるいは60代まで、幅広い年代の人が容易にウイルスを拡げますから、「若者が伝播の中心」とはいえないでしょう。「ライブハウスで感染する」ともよくいわれますけど、今日日、ライブハウスに行ってるから若者かというと、そんなことはないでしょう？　40代、50代の人も結構行きますよ。

なので、ウイルスを拡げているのは誰かをめぐって世代間対立みたいな話になるのは、ちょっと違うかなと思っています。

「クラスター」が問題

ウイルスへの感染については年齢よりも、どちらかというとクラスターができることそのものが問題です。

北海道のデータでいうと、感染した人のうち8割は他の人にうつしていなくて、残り2割の人がたくさんの人に感染させています。

ウイルスを持っている人が閉じた空間に長い時間いると、飛沫などを通して同じ空間にいる複数の人に感染させてしまいます。こうやって同じ場所で感染した患者さんたちを「クラスター」と呼んでいます。

このクラスターができることが問題なわけで、そこに何歳の人がいるかは本質的な問題じゃないんです。

日本でクラスターになった例はライブハウスやクルーズ船ですから、やはり閉じた空間にたくさんの人がいる環境です。

韓国でも大量の感染者が出たのは宗教儀式でしたし、イタリアもミサが原因かもしれないといわれていますよね。

そういった、閉じた狭い空間にたくさんの人が集まること自体が大きな問題なんです。だから、政府が推奨している「集会などを避けましょう」という対策はじつに適切です。

日本だけでなく世界中でコンサートやイベントが中止になり、スポーツイベントも中止になるか無観客試合になるかしていますが、これは理にかなった対応の仕方だと思います。

いま日本で見つかっている患者さんは、ほとんどがクラスターで感染しています。ぼくがいる兵庫県の患者さんは、大阪のライブハウスに行った人か、あるいは兵庫県内の保育園、デイケア、北播磨の病院、姫路の精神科病院といった閉じた空間で集中的に見つかっています。

つまり、広い兵庫県の中にうじゃうじゃ患者さんがいるのではなく、「ここで感染した」という場所がピンポイントで分かっているんです。

電車やバスで感染が拡がる現象は心配されているほど起こっていませんし、街を歩いていてウイルスがうつることもめったに起きませんから、個人的には神経質になる必要はないと思っています。

では、街を歩くだけなら絶対に感染は起きないのかといわれると、もちろん起きるかもしれません。ただ確率は非常に低いので、外を歩くこと自体が危ないとは、ぼくは思いません。ゼロリスクを求めるなら、一歩も家の外に出られなくなってしまいます。

兵庫県内で感染者が増えたことを理由に春の選抜高校野球が中止になりましたが、甲子園で野球をやることが、高校球児たちにとってウイルス感染のリスクになるかというと、ぼくは必ずしもそうは思いません。

人がたくさん集まるスタンドで応援する側にはリスクがあるかもしれませんが、だったら無観客試合にして、野球はやったらいいと思うんです。

主催者側の発想は、球児が一人でも感染したら責任問題になるということなのでしょう。でも、百歩譲って感染したとしても、10代の方にとっては、ほぼただの風邪みたいなもので自然に治ってしまうので、大したリスクではないと個人的には思います。

検査では証明できない

今回の新型コロナウイルスの感染経路は非常に分かりやすくて、感染者がどういうクラスターとして感染したかも８割ぐらいは見つけることができます。じゃあ逆に、すでに分かっているクラスターから外れていたら感染を否定できるかというと、それはもちろんできません。これまでに知られていないクラスターの可能性がありますから。

さらに、症状も初期は風邪と見分けがつかない、特徴がはっきりしないものなので、「この症状だったらコロナじゃない」というのもなかなか言えないんです。

クラスターからも症状からも、「新型コロナウイルスに罹っていない」ことは診断できない。

それなら検査ならできるか、というと、残念ながら検査で分かるのは「新型コロナウイルスに罹っていること」であって、「罹っていない」ことは証明できません。

というのも、検査方法としてよく名前が挙がっている「ＰＣＲ」の感度が６～７割程度しかないからです。

感度というのは、要するに病気の人を100人集めたら何回PCRが陽性になるか、ということです。だからPCRが陰性でも、3割以上の新型コロナウイルスに感染している人を見逃している計算になります。

ここで、PCRの原理について簡単に触れておきましょう。

PCRとはPolymerase Chain Reaction（ポリメラーゼ連鎖反応）の頭文字で、特定の遺伝子を捕まえて増幅させる技術です。

なので、対象がウイルスじゃなくても、遺伝子さえ持っていれば、例えば人の遺伝子に対してもPCRを使うことができます。

PCRによる検査では、この新型コロナウイルスに特徴的な遺伝子の配列を探してきて、対になっている遺伝子を分離させ、ポリメラーゼという酵素の働きを利用して遺伝子を増幅させます。

こうやってウイルスの遺伝子を増やし、見える形にしてあげて写真を撮り、ウイルスがいるかいないか判断する、というのがPCRの原理です。

かいつまんで説明すれば、ウイルスの遺伝子を拾ってきて、これをどんどん増やして目に見えるようにして、「いたぞ！」というふうに見つけるのがＰＣＲです。ぼくが学生の頃には確立されていた、歴史の古い技術です。

この手法にはいくつか問題があります。

一番の問題は、遺伝子が拾えなかったら見つからないということです。

新型コロナウイルスの検査の場合は喉をこすってサンプリングするのですが、そこで拾えた遺伝子の量が足りない場合と、そもそも喉にウイルスがいない場合があります。

ウイルスは人間の細胞の中にいますから、細胞から外に出ているウイルスの遺伝子を捕まえてやらなくてはいけないんですが、感染していても細胞からなかなか外に出ずにサンプリングできないことがあるんですね。

あるいは、ウイルスが喉にいなくて肺の中に入ってしまっていると、当然喉をこすっても捕まりません。

というわけで、ＰＣＲによる検査では偽陰性、つまり体内にウイルスがいるんだけど検査で捕まらないことがしばしば起きます。これは今回のウイルスに限った話ではなくて、これまでに知られている感染症でもしょっちゅう起きてきたことです。

ですから、ＰＣＲで陰性でもウイルスがいないという証明にはならないのです。

逆に、ＰＣＲが陽性の場合はウイルスがいるという証明にほぼなります。偽陽性の問題はほぼ起こりません。時々間違えることもありますが、その典型は検査中に検体を取り違えてしまうようなケースですから、そういうミスが起こらない限りはほぼ間違えないですね。

ＰＣＲ以外の検査法として、迅速キットの開発も進んでいます。

迅速キットでは遺伝子ではなくて、例えばウイルスの表面に付いている酵素とかを使って検査します。

迅速キットを使った検査は、インフルエンザでよく利用されてきました。ウイルスをサンプリングして、ウイルスのタンパクに反応する試薬を付けるとピッと赤い色がつくんです。この反応を使って、新型コロナウイルスへの感染を15分ぐらいで診断できるキットを、横浜市立大学のチームとかが開発しています。

ただし、この方法にもいくつか問題があります。

横浜市立大学が開発したのは抗体検査で、人間の体がつくる免疫グロブリンの有無を調べます。ところが人間の体というのは、感染してもすぐには免疫グロブリンはつくれない。感染してからだいたい1週間ぐらいかかります。

ということは、これにもやっぱり偽陰性の問題がある。つまり、感染初期には体内に免疫グロブリンがないので、その段階で検査しても反応しないんですね。

抗体検査について、ぼくが気にしていることがもう一つあります。

すでに説明したように、これまでにも6種類のコロナウイルスが人間の体に感染してきたのですが、どれもタンパク質が似ているんです。だから時々こんがらがってしまう。つまり、この方法では、従来の風邪の原因になるコロナウイルスに反応してしまうことがあるんです。これは偽陽性の問題ですね。

この検査の手法で、普通のコロナウイルスと新型コロナを精度よく区別できるかどうか、まだ十分な検証がされてないので、ここは注意のしどころです。

CTで検査をする話も出ていますが、CTには逆の問題があります。それは、新型コロナウイルスによる肺炎でも、あるいは他のウイルスの肺炎でも、全く同じように見えることがしばしばあるということです。

新型コロナウイルスの患者さんを100人集めてきてCTを撮ったら、大概の患者さんに何かしらの影が見つかるかもしれないけど、だからといって、影があるからコロナだとはいえない。もしかしたら違うウイルスによる肺炎かもしれないし、場合によっては抗生物質で治す病気（細菌性肺炎）なのかもしれません。


CTの利用には他にもいくつか厄介なことがあります。

CTでは放射線を当てないといけないので、その放射線自体がそもそも体に毒だということが一つ。

もう一つは、CTでは患者さんを装置に寝かせて、いろんな計器で測って機械を使って撮影するのですが、そこで二次感染が起きるリスクがあることです。CTは医師だけでは撮影できなくて、診療放射線技師さんという専門の職業の人が撮影することになります。

病院の中で二次感染が起きるリスクは最小限にとどめたいので、「コロナの疑いがあるから何でもかんでもCTを撮ろう」というわけにはいかないのです。

ここまでの話の要点を整理すると、つまり、検査はよく間違えるということです。「医学的な検査は正しい」というのは、じつは間違い。多くの医者も誤解しているんですけど、検査はしょっちゅう間違える。ここを理解しておくことが、すごく大切なんです。

「正しく診断」ではなく、「正しく判断」

ＰＣＲは診断の拠りどころにはなりません。陽性の場合は喉に新型コロナウイルスがいることの証明になりますが、陰性だからといって罹っていない証明にはならない。ＣＴも診断の拠りどころにならない。クラスターの情報も拠りどころにならない。診断の助けにはなるので、これまでに行った場所についての情報は得るし、ＰＣＲもするし、場合によってはＣＴも撮るんだけど、１００パーセント確実にコロナウイルスへの感染を言い当てることができる方法は、ないんです。

「正しく診断して正しく治療する」を目指したところで、正しく診断することはできない。正しく治療することも、まだ薬が開発されていないので、できない。

たしかに従来の医学の世界においては、病気は早期診断、早期治療、正しく診断して正しく治療することが我々の持ってたスキームでした。

しかし、こと今回の新型コロナウイルスへの対応としては、このスキームは間違いです。我々の持っている従来の価値観や世界観を捨てないと、このコロナウイルスには正しく立ち向かえない。

正しく診断する、というのは、「この人はコロナ、この人はコロナじゃない」というのを全部言い当てることです。しかし、診断の拠りどころがない以上、その戦略は取れません。

新型コロナウイルスに対しては、これまで我々が心筋梗塞を診断したり、がんを診断してきたような戦略性は取れないんです。

そして、取れないからには取るべきではないんです。できないことをやるのはおかしいですから。

だからやるべきは、その人がコロナかどうかに関係なく、コロナであってもコロナでなくてもいいようにするために、「正しく判断」することなんです。

その判断の根拠となるものは、症状です。

鼻水が出ていて喉が痛いだけの人が診察に来たとき、その人は新型コロナウイルスに罹っているかもしれないし、従来のコロナウイルスに罹っているのかもしれない、他の風邪のウイルス、例えばライノウイルスかもしれない。

この場合、その人の正しい診断名は分からないけど、おうちで寝ててもいい患者であるという判断はできる。これが、診断はできないけど判断はできる、ということです。

次に来た患者さんは、息がぜーぜーしていて、血液中の酸素の飽和度をモニターすると、普通の人なら95〜97パーセントくらいあるところ、80パーセントしかない。明らかに酸素が足りない状態ですから、入院して酸素の治療をする必要があります。

この人をPCRで検査して仮に陰性だったとしても、症状からは新型コロナウイルスの感染が疑われます。だから、病院でちゃんと治療しましょう。医療者側もPPE(防護具)を着けて、安全対策をしっかりして治療しましょう、という判断ができます。

現段階では、コロナであるという「診断」はできていないけれど、コロナであるという「判断」をしておけば、対応に間違いはない。仮に違う病気だったとしても対応できる判断をすればいい。

これが、正しく診断することを放棄して、正しく判断するということです。

個々の患者さんの病名を診断するのではなく、この人は家に帰せるか、入院してもらうべきか。あるいは病院に来ないといけない人なのか、そもそも病院に来なくてもいい人なのか。その観点での判断をすべきだし、その観点でしか判断できないんです。

じつはこれまでにも、正しく診断することが現実的ではなく、本来は正しく判断する戦略を取らないといけなかった感染症があります。

それは、インフルエンザです。

じつは病院で使うインフルエンザの迅速キットって、結構間違えるんです。新型コロナウイルスのＰＣＲと同じく６割程度の感度しかありません。だからインフルエンザの迅速キットで陰性でも、やっぱりインフルエンザに罹っている人はいくらでもいる。

日本の医者って検査好きなので、他の国に比べてすぐに検査をします。そして、結果が陽性だとインフルエンザで、陰性だとインフルエンザじゃない、と思っている医者は割と多い。医者がそう思っているくらいだから、患者さんでもそう思ってる人は多いのでしょう。

ところが、検査が陰性にもかかわらず、やっぱりインフルエンザだったということが結構あるんです。

だからインフルエンザも正しく診断することは諦めて、いま説明した「正しく判断」する戦略を取るべきだったんです。

でもこれまでは、インフルエンザで病院に行くと医者は検査結果を見るし、会社は「診断書を取ってこい」とか言うし、患者さんも検査の結果が陰性だと安心していましたよね。インフルエンザに罹っていても4割近い確率で陰性の結果が出るんだから、本当は、それで安心するなんてナンセンスなのに。

ところが、新型コロナウイルスの流行によって、この方針が変わりつつあります。

というのも、インフルエンザの症状を訴える患者さんに検査をやったところ、患者さんの咳やくしゃみでしぶきを受けて、じつは患者さんが新型コロナに罹っていたので、それで医者が感染した、という事例が出てしまったんですね。

これを受けた日本医師会は2020年3月、「迅速キットでインフルエンザをみだりに検査しないようにしましょう」「臨床的な症状、高熱とか喉の痛みとかでインフルエンザかどうかを判断しましょう」と言い出しました。

やっとか、と思いましたね。ぼくは昔から、もう何十年も前からそうするように言っていたんですよ。

検査は間違えるので、とにかく患者さんを診る。検査で判断するんじゃなくて、現象としてのインフルエンザという病気を診る。そして、「この患者さんはインフルエンザという現象を起こしている」と判断したら、それはインフルエンザなのだ、と判断する。

検査をするかしないかは本質的ではないんです。医者がインフルエンザだと判断したら、タミフルのような薬を出せばいいし、たとえ本当にインフルエンザに罹っていても、医者がそうじゃないと思う症状なら、そうじゃない病気という判断でいい。

例えば、インフルエンザウイルスが鼻水を出しているだけの病気を起こすことだってありえます。

「これを放っといていいのか」と思われる方がいるかもしれませんが、じつは鼻水だけの病気にタミフルを出しても、得られるものなんてほとんどありません。

ならば、鼻水を出してる人がインフルエンザウイルスによる鼻水なのか他のウイルスによる鼻水なのかは気にする必要はない。要はこの人は「放っとけば勝手に治る何かの病気」だと判断できる。それがインフルエンザなのかどうなのかは分からない。ほっといて治る分には、分からなくていい。だから、この人に検査をしても意味ないよねって話になります。

これまでの医者は、それを全部インフルエンザかどうか検査をして、ウイルスが見つかったとか見つからなかったとか言ってたけど、鼻水だけの人はもう検査しないでいい。検査結果がどっちであっても、やることは変わらないのだから。判断が変わらないのだから。

逆に、39度以上の高熱が出て、喉が痛くて、体の節々が痛くて、という典型的な症状のインフルエンザの患者さんに対して検査をしますね。陽性だったらインフルエンザだと判断できますが、陰性でもやっぱりインフルエンザかもしれないわけです、検査は間違えるから。

だったら、もう検査なんかしないで、症状だけで、この人はインフルエンザだと決めてタミフルを出しちゃえばいい、という話になるわけです。

もしかしたらインフルエンザウイルスはいないかもしれないけど、タミフルを出したほうがまあ得する可能性が高い患者だ、という判断はできるんです。

鼻水を出してるだけの患者さんにタミフルを出しても得られるものはほとんどないし、タミフルにはお腹を壊す副作用があるので、そっちのリスクのほうが高い。

そうすると、「この症状がインフルエンザというウイルスの感染症であるかどうか」を議論するより、「この人はタミフルを出すべき患者なのかどうか」を判断するほうが、より合理的です。

サンプリングで喉をぐりぐりすると患者さんも痛いし、そうこうしているうちに医者もウイルスを撒き散らされる、それが実際にインフルエンザだったり、よりによって新型コロナだったりしたときの副次的なダメージが大きいんだから、正しく診断することは諦めて正しく判断する。

だから、これまでもインフルエンザこそが典型的な正しく判断すべき病気だったし、新型コロナウイルスがきっかけになって、ようやく日本医師会もそれを言い出しました。

話を新型コロナウイルスに戻します。

ですからぼくは、日本政府のコロナ対策は概ね正しいと考えています（「概ね」と表現したのは、部分的には間違いがあると思うからです。それについては後ほどあらためて解説します）。

4日間症状が続いたら病院に行きましょう、あるいは妊婦さんや高齢者、持病のある人は少し早めに病院に行きましょうというのは、正しく診断することをはじめから放棄するということです。このやり方では、家で寝ていれば勝手に治るコロナウイルスを見逃しているかもしれないけど、別に見逃してもいいんです。家で安静にしているのなら。病院に来なくていい人は病院に来ないほうが、二次感染は拡がりません。症状が軽い人に対して病院ができる治療はそもそもないんだから、勝手に治る人は勝手に治しちゃえばいい。

それでも治らない人は病院に来れば、そこでは酸素も投与できるし、血圧を上げることもできるし、人工呼吸器につなぐこともできる。その必要性を判断する根拠は、症状です。

ＰＣＲが陽性だったらコロナだと言い当てられるけれど、場合によってはＰＣＲが陰性かもしれない。陰性であっても、もしかしたらコロナかもしれない、という判断はできるから、隔離は続けますよ、ということになります。

繰り返しますが、正しく診断するという方法論に無理がある以上、正しく判断する戦略を取るしかありません。

できっこないことにすがるより、我々はできることで勝負するべきなんです。

第二章

・・・・・・・・

あなたができる感染症対策のイロハ

前章では「コロナウイルスとは何か」というそもそものところから、その特徴、取るべき対策の戦略を説明しました。

この章では、読者のみなさん一人一人が、自分自身の対策を自分で判断できるようになるために必要な、感染症対策の基本的な考え方、そしてそれを踏まえた現実的な新型コロナウイルス対策について説明していきます。

「感染経路」を押さえよう

全ての感染症には「感染経路」というのがあって、感染症対策を理解するには、この感染経路が極めて重要になってきます。

まず大前提として、ウイルスというのは、自然発生しません。空中にポッと湧いて出るみたいなことは起きないんですね。

よく「男やもめに蛆《うじ》が湧く」なんて言い方をしますが、もちろん蛆は、何もないところから自然に湧いてるのではありません。蛆だって、どこかからハエがやって来て、卵を産み落としたから湧いているわけです。だから生ゴミをずっと放置しても、ゴミ袋の口をちゃんと縛っておけば、もともと卵が植えつけられていないなら小バエは発生しません。

ウイルスの話に戻すと、ウイルスは目に見えないですから、自然発生するかしないかには昔から喧々諤々の議論がありました。

しかし100年以上前にルイ・パスツールという微生物学者が、微生物は自然発生しないこと、だから閉じた空間には出現しないので、缶詰や瓶詰めは熱湯消毒したら微生物が湧いて腐ることがないことを証明しました。パスツールは予防接種を発明したことでも有名です。

ですから、今回のコロナウイルスも自然発生はしない。感染症を起こすからには、必ずどこかからやって来て、どこかに伝播しないといけない。

コロナウイルスは呼吸器から感染するウイルスです。呼吸器とは、口、鼻、気管、肺のことで、このどこかにウイルスがくっつくと感染の可能性が出てきます。

どこからウイルスがやって来て、呼吸器にくっつくか。その病原体が通ってきた

「道」のことを「感染経路」と呼びます。

この「感染経路」を突き止めることが、感染症対策では非常に重要です。やって来る道を遮断すれば、必ず感染もストップするからです。

感染経路について理解する例として、典型的なものは梅毒です。

梅毒は性感染症ですから、感染経路は性行為になります。ということは、「セックスをしない」とか「コンドームを着ける」のようなブロックの仕方をすれば梅毒はうつらない、ということが分かるわけです。同じことはＡＩＤＳ（エイズ）の原因であるヒト免疫不全ウイルス（ＨＩＶ）にもいえますね。

このように「感染経路を見つけて、遮断する」ことが、感染対策のイロハです。

今回のコロナウイルスも、「新型」とはいえコロナウイルスに変わりはありませんから、感染経路は従来のコロナウイルスとまずは同様だと考えられます。

メインの感染経路は二つ。

① 飛沫《ひまつ》感染

と

②　接触感染
です。

「飛沫感染」とは、簡単にいうと水しぶきのことです。

くしゃみとか咳とかに乗じて、口や鼻の中の水分が水しぶきになって拡がる現象のことで、飛距離は大体2メートルぐらいです。2メートルぐらい飛んでいくと、あとは重力に従って落ちてしまいます。この飛沫の中にウイルスがいて、吸い込んだ人に感染するわけです。これが感染経路その1です。

感染経路その2「接触感染」とは、落ちた飛沫に触れることで起こる感染です。

飛沫が落ちた後、そこに含まれるウイルスはテーブル、電話、パソコンのキーボードみたいな人が触れるところにくっつき、消毒をしないと数日間（異論はありますが、最大で1週間から9日間くらい）生き延びます。その場所を手で触ると手にウイルスがくっつきますね。そしてウイルスの付いた手で目をこすったり、鼻を触ったり、ものを食べたりしてしまうと、ウイルスに感染してしまいます。

他に例外的な感染経路もあるんじゃないかとはいわれてますが、これはほとんど気にしなくていいでしょう。

よく心配されるのは「母子感染」、つまり、妊娠しているお母さんから胎盤を伝ってお腹の中の子供にうつることですが、今のところ、これはほとんど起きないといわれています。妊婦さんへの感染自体は何例か事例がありますが、胎内の子供への感染は起きてないことが分かってるので、気にしなくてよいでしょう。もっとも、妊婦の感染がどのくらい重症化をもたらすかはよく分かっていませんし、妊婦が重症化したら子宮内胎児死亡のリスクも高いので、妊婦への感染防御は極めて重要です。

それから「空気感染」という言葉をよく聞きますけれど、今回のウイルスではこれもほぼ起きないだろうといわれてます。

空気感染とはどういう現象か説明しましょう。

とても小さい飛沫、水しぶきは重力で落ちてこなくなります。これを飛沫核といいますが、そうすると5メートルでも10メートルでも飛んでいってしまうので、こうなると感染経路もへったくれもなくなりますから、ヤバいですね。

空気感染する病気の代表格が麻疹（ましん、はしか）で、麻疹のウイルスは何十メートル何百メートルの飛距離を飛んでいきます。だから麻疹はブロックが難しい、ほぼブロック不可能といっていいでしょう。

いま日本国内に麻疹はありませんが、時々東南アジアなどから感染者がやって来ます。2019年にも、大阪の商業ビル「あべのハルカス」で麻疹の感染者が出ました。そうなると、例えば咳で飛沫が発生したときに重力で落ちませんから、ビルの中が麻疹ウイルスだらけになって感染がどんどん拡がっていく。これをブロックする効果的な方法は、ほとんどありません。

感染経路をブロックする方法がない感染症にできることは何かというと、ワクチンを打つことです。だから、麻疹対策はワクチンしかないことになります。

ウイルスそのものをブロックする手段はない。水際対策はできないし、検疫所でもブロックできない。近くに感染者がいた場合、体内にウイルスが入ることは防げません。ならば感染そのものを防御する免疫をつけることで感染症を防ぐ。とにかく、麻疹ウイルスの感染を防御する方法は、ほぼないということです。

「感染経路」をブロックする

つい麻疹について語ってしまいました。コロナウイルスに話を戻しましょう。

コロナウイルスの場合は麻疹とは違い、飛沫の飛距離はせいぜい2メートルぐらいですから、感染をブロックすることは容易です。

一番簡単なのは、患者さんを見つけて隔離することです。個室に隔離してしまえば、その部屋の中にいくら飛沫が飛んでいっても、部屋の床がウイルスだらけになっても、部屋の外には出ていかない。だから他の人に感染することはありません。

接触感染をブロックする方法ですぐに思いつくのは、感染者が触ったであろうところを見つけてウイルスを除去する、あるいは人が近づかないようにすることですが、これは口で言うのは簡単だけど実際には難しい。

街を見渡しても、例えばエレベーターのボタンやエスカレーターの手すりなど、人の手はいろんなところを触ります。だから、感染者が触ったところを全て見つけて対策を取るのは現実的には不可能です。

ですから、接触感染をブロックするために「手指《しゅし》消毒」をしましょう、という話になります。

つまり、「ウイルスがどこにいるか分からない」のなら、「どこにでもウイルスがいる前提で考える」ほうに発想を変えるんです。どこかを触ったらアルコールで手指消毒をする。アルコールで消毒すれば、コロナウイルスはすぐに死にます。

もし外でウイルスと接触しても、自分の手に付いているウイルスさえ死んでしまえば、目をこすったり、鼻を触ったり、ものを食べたりしても体内にウイルスが入ることはありません。そうすれば、どこにウイルスがいても結局は関係ないですよね。

よく誤解されているので確認しておくと、飛沫は人間からしか出てきません。つまり、人間がくしゃみをしたり咳をすることで、飛沫という水しぶきが飛んでいくんですが、一旦落ちてしまうと、床からもう一回水しぶきがボンと上がってくることはないんです。

飛沫は人間からしか出てこない。床とか物からヒューヒューとウイルスが飛んでいくことはない。ここをちゃんとイメージできると、ウイルスにどう対処すればいいか正しく判断ができるようになります。

接触感染に関連して、外から帰ってきたときに、服にウイルスが付いているじゃないかと心配している人もいるかもしれません。

でもコロナウイルスは空気感染しないですし、日本の場合はハグをする習慣もないですから、街で普通に日常生活を送っているとシャツにどんどんウイルスが付いてしまう、という心配をする必要はありません。

また、症状が軽いか無症状の感染者は、病院に入院するのではなくて自宅で療養していてください、という方針がようやく取られるようになりました。

その場合、感染者が脱いだ服にはウイルスが付いている可能性がありますが、ウイルスは熱湯で死にますので、熱湯に漬けて5分くらい置きましょう。その後は普通に洗濯機で洗濯しても大丈夫です。

環境を消毒してもきりがない

要は、手指さえ清潔にし続けていればいい。

例えば、ぼくたち医者が新型コロナウイルスの患者さんを診るときにはガウンを着て、手袋をしますけど、靴は普段の靴のままで、履き替えません。履き替えると、むしろ、靴を脱ぐ行為のほうがウイルスに触ってしまうリスクがあります。

例えば床にウイルスが付いていても、別に靴の裏を舐めたりしなければ感染しないわけです。靴にくっついてるウイルスが口まで飛んでくることはないですから。

飛沫はあくまで人からしか発生しないので、床が飛沫をつくったり靴が飛沫をつくったりすることは絶対にありません。

昔は集中治療室に入るときに靴を履き替えたり、部屋の前にベタベタするマットを置いて、靴をベタベタさせてマットにウイルスをくっつけようとしていましたが（ぼくらは「人間ホイホイ」と呼んでました）、全く意味がないことが分かったので今はやっていません。

家の中の消毒をどこまでやればいいか、気になっている方も多いと思います。消毒したいのなら、手すりやドアノブなど手で触れるところを中心にして、床は普段のとおり掃除すればいい。見た目がきれいであればそれでいいでしょう。

それよりも、手指消毒さえしっかりしていればどこを触っても問題ないので、家のドアノブをきれいにするという発想よりは、手指消毒をしっかりするという発想のほうがより正しいんです。

病院で人の手がよく触れるところとして、エスカレーターの手すりがありますね。特にご高齢の方は手すりに触れないと立っていられない人も多いので、手すりに触る機会が多い。

それでは病院が、エスカレーターの手すりをどれくらい消毒しているかというと、とある病院ではお掃除の方が1日に1回消毒しています。

それを聞くと「1日1回だと、その間にウイルスに触った人がいたら困るじゃないか」なんて言い出す人が出てくるかもしれませんが、それなら15分に1回消毒をしますか？　でもその15分の合間に誰か触るかもしれないですね。なら5分に1回にしますか？　それでも不安なら3分に1回にするの……とか、この議論をするときりがないんです。こんなの無間地獄ですよ。

意味のないことは、議論しないのが大事です。

手すりを何分おきに消毒すれば正しいのかとか、エレベーターのボタンを何分おきに消毒するのが正しいのかという命題には、答えはありません。

答えがないのなら、むしろどこにでもウイルスがいる前提で、手指消毒をして、鼻や口には触らないようにすることでリスクをヘッジしたほうが、より堅牢《けんろう》なやり方なんです。

環境を消毒してもきりがないから、手指消毒をする。この理屈そのものは理解できても、心情的に納得できない人もいるかもしれません。

こう言ったら失礼かもしれませんが、その納得できない心情こそが、我々の社会のいろんな問題の原因かもしれないと、ぼくは思います。

2016年の熊本地震のとき、ぼくは医師として熊本県内の益城町にある避難所に行きました。

避難所には簡易トイレがたくさんありますよね。あそこでノロウイルスとかが流行るといけないというわけで衛生班が行って、定期的にトイレを掃除していました。ところがそこで、ぼくが行く前に入ってきた専門家がポロッと、「1時間にいっぺんぐらい掃除すればいいんじゃないか」みたいなことを言っちゃったらしいんです。

なのでぼくが入ったときには、ボランティアの人が1時間に一度、24時間体制で全ての簡易トイレを掃除していました。トイレ掃除のせいでみんなへとへとになって、寝不足になって、体調を壊している。一体何をやってるんだ、本末転倒じゃないですか。

だからぼくは、「手さえちゃんと洗ってれば、トイレは汚くてもいいんです、っていうか、見た目が汚くなったときだけ掃除すればいいですよ」と指示しました。

「トイレ掃除は、感染対策というよりも清潔感、感情の問題なので、うんちが付いてたらきれいにしましょう。

トイレの便器や床を舐めたりする人はいないと思うから、あそこに病原体がいてもじつは構わないんです。靴の裏にノロウイルスみたいな病原体が付いていても、靴の裏を舐めたりしない限りは大丈夫です。

でも、手はちゃんと洗いましょう。そしてトイレの掃除はやめましょう。それ、みんな疲れるから」ということを伝えました。

この「みんな疲れるからやめよう」っていう発想を「引き算の発想」というんですが、日本にはこれがないんです。必ず足し算でいこうとする。引くことを知らないんです。

例えば、日本政府は新型コロナウイルスのための医療体制を確保するために、新たな病床を確保しようと言っています。

ぼくなんかは、無症状の人を入院させるのをやめたらベッドが空くのに、と思うんですが、日本には足し算の発想しかないから、そうはならない。

とある指定病院では、3床ある指定ベッドに入院しているうちの2人は無症状だそうです。全く症状のない人のケアのために、たくさんの看護師や医師が目を血走らせて、寝不足で働かされている。そのせいで彼らが体調を崩したら、本来医療を受けるべき患者さんだって困りますよね。

だから、やらなくていいことはどんどんやめて、意味のあることにリソースを集中すべきなんです。

「免疫力」の正体って？

巷では「○○を食べたら治った！」みたいな話が出回っているようですが、基本的に取るに足りません。今のところ、新型コロナウイルスに関して「これをやったら治る」とか「予防に効く」ような食品はありません。

何しろ、現在の段階では、堅牢な臨床試験で証明された治療薬が存在しないわけですから、「私はこれ飲んだら大丈夫だった」みたいな納豆とかヨーグルトとか、ホメオパシーのレメディみたいなやつも全部でたらめだと思っていい。

そもそも、一般論として「免疫力アップ」という言葉はだいたいインチキだと思っていいんです。

ステロイドとか免疫抑制剤のように、免疫力を「下げるもの」の候補は世の中にたくさんあります。あとで説明しますが、免疫力を下げる行動もたくさんあります。

でも、免疫力を総合的に上げる方法って、ないんです。

それを理解してもらうために、「そもそも免疫力とは何なのか」についてお話ししましょう。

「免疫力」とは病原体に対抗する力、つまり生体防御反応の強さのことです。これは、強くなれば強くなるほどいいものではなく、むしろ害になります。

例えばアトピー性皮膚炎や喘息、花粉症、関節リウマチなどの症状は「自己免疫疾患」に分類されますが、これらは全部免疫力が高すぎるがゆえに起きた弊害です。

つまり、免疫力ってバランスなので、高すぎても低すぎてもダメなので、「免疫力アップ」を売り物にしている時点で、既に間違いです。

ぼくも学生の頃に、免疫細胞の機能に関する実験をしていましたけど、一般的に免疫力アップを謳う医者がいたら、その人はインチキだと決めつけてほぼ間違いないでしょう。

それではインチキでなく免疫力を上げる方法はないのかというと、一つだけあります(専門家であれば「他にもある」と反論するでしょうが、一般の方が知っておくべきは「一つだけ」です)。

それはワクチンです。

ワクチンは、特定の病原体に対する免疫力を高めて防御するもので、典型的なものは麻疹のワクチンです。

先ほど説明したとおり、麻疹は普通の感染防御が全く通用しない、たいへん怖い感染症ですが、ワクチンはすごく効く。だからみんな麻疹に罹らなくて済んでいるんですね。麻疹のウイルスは新型コロナウイルスなんかよりもはるかに感染力が強いですから、ワクチンがなかったら世界中麻疹だらけになって大変なことになっているわけで、我々が麻疹にならなくて済んでいるのは、ワクチンがあり、ちゃんと接種しているからなんです。

日本の感染症でいえば、日本脳炎も同様です。日本脳炎ウイルスは豚の中に生息していて、夏になると蚊を介して人間に感染します。じつは、豚の体内のウイルスを排除できないので、日本中、ウイルスだらけなんですよ。

でも日本脳炎って、今の日本ではめったに起きないですよね。それは子供の頃にちゃんと日本脳炎ワクチンを打ってるからなんです。

このようにワクチンは、我々は普段自覚はしないですけど、ちゃんと我々の体を守ってくれているんです。

「免疫力」は、目に見えないので、自覚できないものです。

「お酒を飲み過ぎて肝臓の調子が悪い」とか「食い過ぎて胃の調子が悪い」とかは自覚できるけど、「いま免疫が弱ってる」みたいなことは自覚できない。体の調子が悪いときに「ちょっと免疫が落ちてるな」みたいに言っちゃうこともあるでしょうが、それは免疫とはまた無関係な、ただの疲労のことが多いですね。

それではワクチン以外では免疫は変わらないかというと、一過的に下がることはよくあります。例えばぼくはマラソンをしますが、一般的に、フルマラソンをした後は数週間、免疫が下がるといわれてます。だからフルマラソンの後は風邪をひきやすくなるんですね。


マラソンのような無理をして免疫力が下がることはよくあるんですけど、かといってアップする方法はない。でもあえて言うならば、免疫力をメンテナンスする、正常な状態に維持する方法ならあります。

それは休養、睡眠、適度な運動……「適度」というのは、マラソンみたいな過度な運動じゃなくて普通の運動ですね、そして食事栄養のバランスです。食事も特別なサプリメントとか必要なくて、果物とか野菜に入っているビタミンを摂れば十分です。

休養、睡眠、運動、食事……要するに普通にするのが一番なんです。特別なことをする必要は一切ありません。

と言われても「その普通が難しいんだよ！」と思う方も多いですよね。日本の社会の場合、「普通のこと」ができないから、その結果として病気になる人も多い。

けれども、残念ですが、睡眠不足を睡眠以外の方法で補うことはできません。

睡眠不足が原因で病気になりやすい人は寝るのが一番だし、疲労がたまっている人は休養を取るしかない。

疲れているときに栄養ドリンクを飲んでも意味はありません。あれにはビタミン以外にもアルコールとかカフェインとかが入っていて、「疲れてないよ」と錯覚を与える効果があるんです。

なんか元気になった気分になるけど、疲労そのものを取ってるわけではなく、単に自分をごまかしてるだけなんです。昔、よく鉱山とかでヒロポン注射を打って、疲労困憊《ひろうこんぱい》の人たちを無理やり働かせたわけですけど、やっていることはそれと一緒です。

繰り返しますが、疲れている人は休養、寝不足の人は睡眠、栄養が足りない人は栄養、運動してない人は適度な運動と、普通のことをするしかない。バランスなのです。免疫力はメンテナンスするものであって、アップするものではない、という考え方が大事になってきます。

マスクはいつ役立つのか

さて、人間が咳をするときに大事になってくるのが、マスクですね。

咳をするときに口と鼻の前に布が一枚あると、咳がブロックされて飛沫がその先に飛んでいかない。普通に売られているマスクをサージカルマスクといいますが、要するにサージカルマスクは飛沫が飛ぶのを防止する道具なんです。

逆に、ここを誤解している人も多いんですが、感染を起こしていない人がマスクをするのは無意味です。

なぜかというと、飛沫というものは飛び散った後、周りの空間にウワウワと漂っているんですね。だからマスクを着けても、じつは鼻の横やほっぺたの横、顎の下などが隙間だらけなので、飛んでいる飛沫なんてすぐに入ってきてしまうんです。

なので、症状のない人が飛沫に対してマスクを着けるのは、全くの無意味です。マスクには、ウイルスから防御する能力はありません。マスクを作っている会社は「ここの層でウイルスをストップできますよ」みたいに性能を謳っていますが、問題は布の性質ではなくて、隙間があるかないかなんです。

それじゃあ医療用で使ってるN95マスクはどうかというと、じつはあれは密閉性が高くて、隙間がないんですね。ですので、あれをきちっと着けていれば飛沫が飛んできても大丈夫。だから、例えば麻疹の患者さんを診るときにもN95マスクは使われています。

ではなぜ一般向けのマスクをみんなN95マスクにしないんだというと、じつはN95マスクはガスマスクみたいなもので、密閉性が高すぎるんです。息ができなくて、とても長時間は着けていられない。

ぼくがエボラの対策でアフリカに行ったときにもこれを装着して入ったんですけど、1時間も経つと結構苦しくて、それ以上はなかなか続けられませんでした。

巷にはネットでN95マスクを買っている人がいますけど、大体着け方が間違っています。息苦しいから隙間をつくるわけですね。でも説明したとおり、隙間があったら意味がないんですよ。もう全く、マスクの無駄です。

というわけで結局のところ、N95マスクにしても普通のサージカルマスクにしても、防御のために使う意味はありません。

今のようにマスクが足りないといわれている状況では、病院のようにマスクが必要とされる場所のことを考えると、むしろ逆効果。資源の無駄遣いです。「防御のためにマスクを使うべきではない」とさえ言っていいでしょう。

もちろん、例えば花粉症とかでくしゃみが出る人もいるでしょうし、そういう人までマスクをするのがいけないとは思いませんけど、繰り返しますが、少なくとも防御の手段としてマスクを着けるのは無意味だということはちゃんと理解してください。

逆に、マスクを着けていない人が街の中にいても、「おまえ、マスク着けてないのおかしいじゃないか」というのも間違いです。症状がないならマスクをする必要はないからです。

普段、街を歩くときにマスクを着けないのは全然正しい。私も街でマスクは着けていません。先日、路上で声をかけられて「岩田先生、本当にマスクをしないんですね」と驚かれました。これ以上、あちこちで声をかけられたらマスクをしようかしら（笑）。

感染防御に資することのないマスクの使い方をしない。不要な場合は着けない。たとえ、みんなが着用していても。

これが、感染経路を理解するということです。

自分の対策を「正しく判断」する

ここまで、感染症予防の基礎になる知識を解説してきました。

このあたりで一度、個人ができる対策についてまとめておきましょう。

とにかく一番大事なものは、手です。手指消毒を徹底することで、自分が感染するリスクを確実に減らすことができます。

また、今の段階で日本で起こっている感染はほとんどがクラスターによるものです。

クラスターをつくりやすい、狭く閉鎖された環境は、街を歩いていて感染するよりもずっとリスクが高いことを認識しておきましょう。

どこでクラスターが発生したか、自分がそのクラスターに関わっているかを把握することも、とても大切です。

それから、自分に風邪の症状が出たときはとにかく家にいること。

コロナかコロナじゃないかは、さしあたり気にしなくてもいいんです。どんな風邪であっても手指消毒は大事だし、その風邪が新型コロナウイルスでなく、ライノウイルスでも、インフルエンザでも、従来のコロナウイルスでも、周りに撒き散らしたらダメに決まっています。

風邪をひいたら自宅で休む。会社や学校には行かない。それが正しく判断することです。「コロナではない」ことは証明できないんですから、風邪の原因がコロナかどうかは気にしない。

だからといって我慢をする必要はありません。しんどいときには病院へ行きましょう。ただし、医者の側も診察室でいきなり「コロナかも」と言われても困りますから、ちゃんと先に電話で「行きますよ」と連絡して、診てもらいましょう。

いざ病院に行くときに咳とかくしゃみをしているなら、そのときこそマスクの出番です。飛沫を飛ばして他の人にうつさないよう、マスクを着けましょう。

自分がコロナだと診断されたときには、もう病院のお医者さんの言うことを聞いて療養するだけです。

家族がコロナだと診断されたとき、家で世話をする場合に大事なのはやはり手指消毒。これが一番の基本です。

患者さんの部屋の窓はできれば開けて換気をしましょう。患者さんは、家族にうつさないようにマスクを着けましょう。

服に付いたウイルスを消毒するには熱湯に漬けましょう。

ウイルスは部屋の外までは来ないので、そこを踏まえてお世話をしましょう。

で、回復したら、そこでおしまい。8割の人が良くなっちゃうので、罹ったからといってあまり悲観的にならないでください。でも、しんどくなったら病院に行きましょう。

自分で判断する能力と責任がまだない子供には、周りの大人が対応をすることになりますが、そのときも考え方は一緒です。

外で遊ぶときには、症状がないかどうかを確認して、遊んだあとは周りの人たちがきちんと手指消毒をさせましょう。

周りにうつさないかと心配されるかもしれませんが、これまで説明してきたとおり、基本的に無症状なら心配しなくていいです。

子供に風邪の症状があるときには、様子を見ておきましょう。たとえ新型コロナウイルスに罹っていた場合でも、自然に治る可能性が高いです。

普段元気なときは何をしてもいい、症状が出たら人に会わない。このメリハリをつけることが大事です。

周りに高齢者がいる場合にも　症状がないなら、ことさら気にする必要はありません。「症状がない」ということは、仮に自分がウイルスを持っていても飛び散ったりしないということです。咳やくしゃみ、大声でつばを撒き散らしたりしない限り、ウイルスは外に出ていきません。

たとえ喉にウイルスがくっついていても、喉から直接他人に感染させることはできません。感染している人の喉に指を突っ込んで、その指をそのまま自分の口に入れたりしない限り、感染のリスクは低いんです。

そもそも症状がないということは、自分が感染してるかしてないか分かっていないってことです。そこで「いや、症状がないだけで感染しているかも……」みたいに神経質になると、きりがなくなります。

感染していてもしていなくても、とにかく咳やくしゃみがなければ飛沫感染はほとんど起きないし、ちゃんと手指消毒をやっておけば接触感染もない。

そうやって、正しく診断できていなくても、正しく判断はできるのです。

「症状がない」ということは、感染させるリスクもほとんどないということです。

もちろん知らない間に罹っているかもしれないから、リスクはゼロではない。けれども、ゼロリスクを求めるのは非現実的な要求です。

新型コロナウイルスの感染を完全に回避する方法が、一つだけあります。それは家に引き籠《こ》もることです。

家から一歩も出ない。部屋から一歩も出ない。誰にも会わない。これを貫けば感染はしませんけど、こうなったら、もう一種の病気です。すごく不健康な状態だと思います。

我々が求めるべきは「より低いリスク」であって、ゼロリスクではないのです。

第三章

・・・・・・・・

ダイヤモンド・プリンセスで起こっていたこと

甘かった見込み

２０２０年1月25日に香港でダイヤモンド・プリンセスを下船した乗客の中から、１人の新型コロナウイルスの感染者が見つかりました。そのクルーズ船が３０００人以上を乗せて横浜に帰ってくるという話になったときに、ＮＨＫの特集などによると国は結構甘く見ていたようです。その対応も、「大した問題じゃないだろうから、とりあえず横浜港に停泊させて調べましょう」みたいな感じだったとのことです。

ところが、船が横浜に寄港してから何十人かをＰＣＲで検査したところ、そのうち10人が陽性だった。「えー、こんなにたくさんいたのか」と、政府はそこでびっくりしたと思います。

サンフランシスコ州のオークランドに、ロイヤル・プリンセスというもう一つのクルーズ船が停泊しています。あれは、先に日本での悲喜劇を見ていますから、最初から全力投球で対応しています。最初からＣＤＣ（Centers for Disease Control and Prevention ＝疾病予防管理センター）がヘリで入って、検査して、乗員・乗客をいきなり下船させました。

クルーズ船が感染症に弱いというのは、感染症の専門家の間では昔から常識でした。肺炎とか、インフルエンザとか、ノロウイルスなんかがクルーズ船で流行りやすいことは以前から分かっていたんです。アメリカのCDCもガイドラインを作っていますし、事例もたくさん報告されています。もちろん論文も出ています。

しかし、おそらく日本の官僚たちはそのことを理解していなかった。

官僚というのは、要するに出てきたデータしか見ません。だから多分、香港で感染者が出た報告にも「なんだ、1人しか出てないじゃないか」という話になって、甘く見たんだと思います。

感染症への経験や、専門知識のバックグラウンドがある人とない人、つまり玄人と素人の違いが出てしまったことが背景にあって、初動が遅れたわけです。

数合わせの専門家たち

で、フタを開けてみたら結構ヤバかった。PCR検査をした人のうち何割も陽性が出てしまい、慌てた厚生労働省はDMAT（ディーマット）を呼びました。

DMATとは「Disaster Medical Assistance Team（災害派遣医療チーム）」のことで、災害時のディザスターマネジメント（災害対策）を専門とする医療団です。彼らが動いたのは、聞くところによると、厚労省の管轄下にあって動かせる医療団がDMATしかなかったことが理由のようです。

アメリカでは最初からCDCを動かしました。CDCの正式名称は「Centers for Disease Control and Prevention」で、日本語では「疾病予防管理センター」などと訳されています。

CDCは、文字通り感染症対策の専門政府機関で、さまざまな分野の専門家を有し、アメリカの感染症対策の主導的な役割を担います。

アメリカに寄港したロイヤル・プリンセスへの対応では、当初トランプ大統領が「国内の感染者が増えないよう、クルーズ船から人を降ろすな」と言っていました。そんなときでもCDCはさすがに専門家チームなので、大統領が言ったことを突っぱねて、さっさと下船させました。それだけの権限、そして見識を持っている組織です。

翻って、CDCがない日本では、最初はDMATが動いた。彼らはなんと、感染症とは何の関係もない、災害対策の専門家です。ここでいう「災害」とは例えば地震などのことで、彼らの専門分野は骨折や出血など。要するにＤＭＡＴは主に救急の専門家たちから成り立っているんです。

厚生労働省の管轄下には他に、国立感染症研究所にＦＥＴＰというチームもあります。「Field Epidemiology Training Program（感染症危機管理を行う人材育成プログラム）」のことで、たしかに彼らも感染症の専門家には違いありません。

でも、「専門家」とひと口に言っても、いろんな専門家がいるわけです。ＦＥＴＰ疫学といって、数を数えて予測をする、要するに現状把握や解析をするチームであって、感染症を治療する専門家ではないんです。あるいは、拡散を防ぐ防御の専門家でもない。

感染症対策は野球と同じように、攻撃と守備にたとえることができます。感染症を診断して治療する、診断治療の専門家が攻撃なら、感染症が拡がらないようにする防御の専門家もいます。これは野球でいうところの、バッターとピッチャーみたいなものです。

お互いに強く関連しているし、「感染症対策」という目的は同じだけど、専門性は全然違う。バットを振っていても、ピッチングはうまくならないし、逆もまたしかりですよね。

だから、「感染症の専門医」とされていても、診断はできるけれどじつは感染防御ができない、という人は大勢いますし、逆に感染防御の専門家でも、治療や診断が苦手な人はいっぱいいます。ぼくはその両方をやる、野球ならバッター兼ピッチャーみたいな人です。

要は、「感染症の専門家」と安易に一括《ひとくく》りにしてはダメで、それぞれ、得意と不得意、守備範囲というものがあるわけです。逆に言えば、守備範囲がきちんとしているからこそ専門家なわけです。

厚労省の管轄下でいうと、FETP（Field Epidemiology Training Program＝感染症危機管理を行う人材育成プログラム）は数を数えたりする「現状把握のプロ」です。野球でいえばスカウトとか、戦略担当コーチみたいなものでしょうか。FETPも最初はダイヤモンド・プリンセスに入ったんですが、彼らは感染の防御には強く参画せず、すぐに出ていってしまいました。

そこでDMAT、つまり救急の先生たちが、いきなり「新型ウイルスが蔓延する船の中に入れ」と言われて、実際に入っていったわけですね。自分たちの全く関係ない畑のところに入らされたDMATの人たちは、すごく気の毒です。

船内では厚労省が指揮系統のトップになって、船の右側にＤＭＡＴ、左側に厚労省が入り、さらに後ろ側にはＤＰＡＴ（Disaster Psychiatric Assistance Team＝災害派遣精神医療チーム）という精神科の専門家が入って対策を始めました。

この体制で検査を始めたのはいいものの、どんどん感染者が出てきてしまった。そこで「どうしよう」と思ったのでしょう。厚労省は日本環境感染学会を呼びました。ここに来てようやく、「感染症の専門家」がやって来たわけです。

日本環境感染学会から派遣されてきた専門家は、船内に入った3日間でいろんな対策をしたそうです。

ＤＭＡＴの人たちは感染症の専門家ではないので、ＰＰＥ（防護服）の正しい着け方・脱ぎ方ができていないということで教育をしました。

それから、ウイルスがいる可能性があるレッドゾーンと、安全なグリーンゾーンを分けましょう、という提案もここで初めてされました。

だけど3日経って、日本環境感染学会の先生方は去ってしまい、「もう入らない」と言ったんです。

表向きの理由は、「各病院に患者が増えてきて、感染・管理の専門家も忙しくなったから」というもので、これは学会の理事長の名前で声明がありました。

それから、これはぼくの推測ですが、クルーズ船内の感染リスクが非常に高いことが分かり、怖くてもう入れないと思ったのでしょう。最初にＦＥＴＰが入ってすぐに帰ったのも同じ理由だと思います。

その後は、国際医療福祉大学の専門家が入れ代わり立ち代わり入って、いろんな監視や現状把握をしていますが、「こうしなさい」と命令する指揮系統の権限が与えられなかったので、問題点は見つけていたでしょうが、抜本的な改善をすることができませんでした。


で、ここまでの、ＦＥＴＰが入って出て、日本環境感染学会が入って出て、国際医療福祉大学が入って出て、という状況を厚労省に言わせると、「専門家は毎日入っていた」となるわけです。

そもそも彼らは専門性も、果たすべき役割も全然違う。これは要するに「専門家がそこにいました」という役人の数合わせなんです。

医療従事者はよく知っていることですが、厚労省が何かを監査するときには、「形」

を見ます。「マニュアルがあるか」とか「部屋があるか」とか「責任者が配置されているか」とか「1年に何回講習をやってるか」とか、そういうのを見るのが彼らの習いです。で、その数や形をクリアしていれば、「ああ、できていますね」と満足する。

対して我々感染症の専門家のいう「できている」は、厚労省のいう「できている」とは基準が全然違う。

我々の「できている」は「二次感染が起きていない」ことであり、「起こさないために必要な対策をやっている」ことであり、「適切な専門家が指揮系統を執《と》っている」ことです。「できている」とはつまり、結果が出せていることです。

スポーツのチームでいえば、大事なのは勝てていることです。「ピッチャーがいます、バッターがいます、監督もいます」とか、そんなのは本質的な問題ではない。「ちゃんと揃ってましたよ」というのが厚労省の言い方で、「試合はどうなったんですか」というのが我々の考え方なんです。見ているところが全然違うわけですね。

私がダイヤモンド・プリンセスに入った理由

ダイヤモンド・プリンセスの中で患者さんがどんどん増えていく間、それに関する情報は外に出てこなかったし、解析もありませんでした。

それがすごく不安だったので、ぼくは何度もFacebookに「ダイヤモンド・プリンセスの中に入れるものなら入りたい。ぼくが必要だったら、中に入れてください」という投稿をしていました。

そこに厚生労働省の高山義浩先生から電話がかかってきました。高山先生も、船の中の状況に問題を感じられていたんです。高山先生の懸念は、クルーズ船内に本部があるのがそもそも問題なので、外に出さなければいけない、というもので、これはぼくと話した中でもはっきりとおっしゃっていました。

最初ぼくは日本環境感染学会として入ろうとしたんですが、学会の理事長が「もう入らない」という声明を出しているし、DMATの人たちからは「あいつらは逃げ出した」と思われて船内では不興を買っていました。つまり日本環境感染学会としては入れなかったんです。

それならＤＭＡＴとして入るのはどうか、という話になりましたが、ぼくはＤＭＡＴのメンバーじゃないので、それも無理がある。

ＤＭＡＴとして入ればいいという意見、入っちゃいけないという意見、いろんな意見が錯綜し、葛藤がありましたが、最終的に高山先生が「ＤＭＡＴとして入ることにしましょう」と言って、入らせてくれました。

ダイヤモンド・プリンセスが停泊している大黒ふ頭に行くと、厚労省の官僚の人から「ＤＭＡＴの○○先生の下で、あなたはＤＭＡＴとして働いてください。最初はＤＭＡＴの下で働いて、感染管理はやらないでください」と言われました。

ぼくは感染症の専門家だから、感染管理をやるなというのも不思議な話ですけれど、要は、最初は現場の空気に馴染んでから、感染管理は少しずつやったらいいんじゃないか、というのが高山先生の作戦だったので、ぼくも「分かりました」と受け入れてＩＤバッジをもらい、厚労省の人と一緒に船の中に入りました。

そして言われたとおりにＤＭＡＴの先生のところに行き、「一緒に働けって言われました」と話したら、その先生は、「いや、そんな話は聞いてないんだけど」みたいな話をして、今度は船内のＤＭＡＴのトップの先生を紹介されました。ＤＭＡＴのトップの先生からは、今度は「あなたは感染管理の専門家で、ＤＭＡＴじゃないんだから、感染管理をやってください」と言われました。

彼が言うには、日本環境感染学会が入って、3日間いろんな指導をしていったけど、すぐに出ていってしまった。彼の言い方をすると、「逃げちゃった」わけです。

しかし、それでもＤＭＡＴは船の中にいないといけない。でも、感染対策はちゃんとできてないし、そもそも自分たちは感染症のことを知らない。自分たちが感染するかもしれないリスクの中でずっとやっていなきゃいけないことが、非常に怖いとおっしゃるんです。

でも感染症の専門家たちは、みんな逃げ帰ってしまった。「俺たちは、感染症の専門家を信用してない。本当に怒っている」と、ぼくに向かっておっしゃいました。「すいません。そうおっしゃるのはごもっともですね」とぼくも言いました。

そしてＤＭＡＴのトップの先生は、「とにかくあなたは、ちゃんと感染管理をやってください。好きなことを全部やっていいです」とおっしゃいました。

ぼくは船に乗る前に、高山先生から「ＤＭＡＴの上の先生の言うことを聞きなさい」

と言われて船に入ったわけです。ＤＭＡＴの人に「感染管理をやれ」と言われたからには、それに従って感染管理をやることになりました。

まずは現場把握をしようということで、そこにいらっしゃった国際医療福祉大学の先生と一緒に現場を見て回りました。

そうしたら、いろんな面で感染症対策ができていないことが、分かったわけです。

「同意書を取らなきゃいけないから、取る」というトートロジー

ダイヤモンド・プリンセスの船内では、感染の有無を調べるために、乗客・乗員にＰＣＲを受けてもらっていました。その際に検疫官が、「ＰＣＲ検査の同意書を取る」と言って、紙の同意書を用意していたんですね。

それを見て、ぼくはびっくりしました。だって、紙の同意書を取るということは、感染が疑われる３０００人以上の方に同意書を渡して、サインしてもらって、受け取るわけですよ。明らかに、検疫官に対する感染リスクですよね。紙との接触を介して感染が起きかねない。

だから「同意書なんてやめたらいいのに」とぼくが言ったら、検疫官は「いや、検疫所では紙で同意書を取るものですから」とか言うわけです。

いやいや、「取るもの」だから取るんじゃなくて、目的は感染を防ぐことじゃないですか。

検疫官が感染を起こさないためにはどうしたらいいか、という発想が大事なのであって、「私たちは今までこうやってきました」なんて習慣とか常識は関係ない。

だけどあの人たちは形式主義だから、「紙で同意書を取ることになってるから、同意書を取る」というトートロジー、同義反復に陥ってしまっているわけです。

そして、実際に検疫官が何人も感染してしまっていたことが、後に分かったわけです。そんなことになる前に同意書なんてやめればよかったのに。

こういうときには、「ＰＣＲやりますが、いいですか？」って口頭で許可を取ればいいだけだったんです。

ＤＰＡＴは、そもそも入る必要がなかった

それでも検疫官には、船の中に入らなければいけない理由があるにはあります。船に入らないと、検査のためのサンプリングができないですからね。

一方、ＤＰＡＴの場合は、本来、船に入る必要性そのものがなかった。

ＤＰＡＴ（ディーパット）とはDisaster Psychiatric Assistance Team（災害派遣精神医療チーム）の略で、精神科の専門家です。彼らはダイヤモンド・プリンセスに入って、乗客・乗員の不安に対応していたわけですね。

たしかに、平常時であれば精神科の面接は対面で、一対一で行われて、薬を出したり、認知行動療法をしたりするわけですけど、今は非常時で、ウイルス感染をできるだけ拡げないことが大事な場面です。

だったら対面にこだわらずに、精神科の面接なんて全部スマホでやればいい。電話でもいいし、スカイプみたいなビデオ通話でもいい。そもそもダイヤモンド・プリンセスに精神科医が入る必要なんてなかったんです。

でもＤＰＡＴの人は一部の乗客に対しては物理的にレッドゾーンに入ることを強いられていました。ＰＰＥを着て診察に行って、結果、ＤＰＡＴからウイルスの感染者が出てしまいました。

ＤＰＡＴから感染者が出るなんてことはそもそも論外で、先述のとおり、本来スキームがしっかりしていれば起こりえなかったことなんです。

ＰＰＥは一日で脱げず

現場を指揮していた人たちは、ＤＰＡＴの人たちにはＰＰＥを着せているから安全だ、と思ったのかもしれません。でも、ＰＰＥの正しい使い方を彼らは分かっていなかったんです。

ＰＰＥとはPersonal Protective Equipment（個人防護具）のことで、用途によってさまざまな種類があります。

感染症対策の場合は飛沫感染、つまりウイルスが飛んできてくっつくことから目や口を守るために、ゴーグルやマスクをします。それに医療行為では患者さんの体を抱きかかえたりすることもありますから、接触感染を防ぐために胴体を守るガウンも着用します。

ということは、患者さんを診たあとのゴーグルやマスクやガウンの表面にはウイルスがくっついている、という前提を当然持たないといけないわけです。

ダイヤモンド・プリンセスの中では、ゴーグルやマスクを装着し客室に入って、ＤＰＡＴの人は患者さんとの面談をやる、検疫官の人はＰＣＲ用のサンプリングをするなど、いろんなことやっていました。

そこから戻って来たときには、着けているゴーグルやマスクやガウンの表面にはウイルスがくっついている可能性が高い。

ですから、ＰＰＥを使用するときには、「脱ぐ技術」が必要になります。

いま着ているガウンを、ウイルスが付いているガウンの表面に触らずに脱ぐ。着けている手袋を、ウイルスが付いてる手袋の表面に触らずに取る。マスクの表面に触らずにマスクを取る。ゴーグルの表面に触らずにゴーグルを取る。そういうテクニックが必要なんです。

ＰＰＥの脱ぎ方は、ただ知っていればいいというものではありません。できるようになるまで、何回も練習しないとダメなんです。

「知っている」ことと「できること」は意味が違いますよね。

バットを振ってボールに当たればホームランが打てることを、知識としては誰でも知ってます。でも、打てるかどうかは分かりません。普通の人は打てませんね。

ホームランを打てるようになるためには、ものすごくたくさんの訓練が必要だし、場合によっては才能も必要になります。

同じことをＰＰＥに当てはめると、「ガウンと手袋とマスクを、ウイルスが付着しないように脱いでください」と言われても、その方法が理解できても、「はい、分かりました」だけでいきなりできるようにはならない。何度も練習を重ねないと、できるようにならないんです。

ぼくがアフリカでエボラ対策をしていたときには、看護師さんはもちろん、病院の掃除をする人や食事を配る人とかにも、まずガウンの着脱テクニックを教えないといけませんでした。

患者さんのところに行く前に、これを何回も練習するんです。「ガウンを着けて、脱いで……はい、いま触った、もう一回やり直し」と、何回も何回も繰り返して、はじめてＰＰＥを扱えるようになるんです。

ＤＰＡＴのメンバーである精神科の先生は普通、ＰＰＥの着脱なんてやったことがないわけですよ。いい悪いの問題ではなくて、専門外なのだからやったことがなくて当然です。

では、きちんとＰＰＥの着脱テクニックを身に付けてもらってから船に入ればよかったのか。ぼくが言いたいのはそういう話ではありません。

人的リソースも限られたこの状況で、やったことのない人にガウンテクニックをまず身に付けさせるのが、そもそも無理筋だったんです。ということは、ＰＰＥを着けないといけないようなことは、そもそもやらないほうがいいんじゃないか。ここでも引き算の論理、厚労省が最も苦手とする考え方です。

だから、ＤＰＡＴは船の外から、携帯電話を使って相談に乗ってあげればよかったんです。普段だったら面と向かってやるべきなのかもしれないけど、非常時なんだからテレビ画面でいいじゃないですか。

そういうことを考えずに、訓練をしたことのない人に無理にＰＰＥを着せて船内に入れて、できないのに脱がせるから、そこで感染者が出てしまったわけです。感染経路を遮断することがＰＰＥを着ける目的なのに、ＰＰＥを着けることそのものが目的化してしまったから失敗したのです。

だから、ぼくが船内を見て回ったときにも「ＤＰＡＴの人は船の中にいないほうがいいですよ」と言ったんですが、ＤＰＡＴが出る前に、その日のうちにぼくのほうが追い出されてしまいました（苦笑）。

ゾーニングがぐちゃぐちゃ問題

ぼくはＳＡＲＳが流行ったときに北京にいましたし、エボラの対策でアフリカのど真ん中にも行きました。でも、エボラが流行っているアフリカのど真ん中に行っても全然怖くなかった。どうして大丈夫だったかというと、ここから先にはエボラがいる、手前はエボラがいない、というゾーニングが現地ではきちんとできていたからです。

エボラの場合もコロナの場合も、ウイルスが空を飛んでやって来ることはありません。感染経路は飛沫感染と接触感染しかない。だからゾーニングをしっかりしていれば、「ここでは感染は起きない」ということが、ちゃんと理屈として理解できるんです。

この知識に基づけば、危ないレッドゾーンに行くときには完全にPPEを着ける、レッドゾーンから帰ってきたら、PPEの表面にウイルスが付いているという前提のもとで丁寧に脱ぐ、ここから先は安全なグリーンゾーンだからウイルスを拡げないためにPPEは着けちゃダメ、といったことを判断できるわけです。

だから、ウイルスがいるかもしれない場所と、いないかもしれない場所がぐちゃぐちゃに入り交じって、どこが安全でどこが安全じゃないのか区別できない状況は、ぼくたち感染症の専門家にとってめちゃめちゃ怖いことです。

しかし、まさにダイヤモンド・プリンセスの中では、そこがぐちゃぐちゃになっていたんですね。

ゾーニングとはきれいと汚いをしっかり区別することなのに、ダイヤモンド・プリンセスの中では、PPEを着た人が歩き回ってるその横を、背広を着た人が歩き回っていました。ということは、どこがきれいでどこが汚いかまったく分からない。

ＰＰＥを着けているということはウイルスが付いているかもしれないってことですから、その人がレッドゾーンから出て歩き回っていたら、きれいなところが汚くなっちゃうわけですよ。

ゾーニングとは、言い換えると「ＰＰＥを着てはいけない場所（＝きれいな場所）」と「着ていないといけない場所（汚い場所）」をしっかり分ける、というコンセプトです。それを理解しないで「ＰＰＥを着けていれば安全だ」というのは間違った幻想なんです。

ぼくがYouTubeでこのことを発表したのを受けて、「病院じゃなくてクルーズ船だからできなかったんだ」みたいなことを言う人が出てきましたが、そんなことはまったくない。それは素人の考えです。

だって、アフリカのど真ん中でだってできたんですよ。「ここから先は汚い」「ここから手前はきれい」というのをちゃんと分けることがゾーニングなのだから、何も特別な設備が必要なわけじゃない。ゾーニングなんて、どこでだってできます。

「リソースがないところで非現実的な理想論を唱えるのはダメだ」という意見もありま

したけど、リソースなんか必要ない。あくまでコンセプトの問題なので、必要なものは頭だけです。ウイルスの感染経路の知識があるかどうか、それだけの問題です。

これは理想論でも何でもない。むしろゾーニングこそが現実に即した対策です。事実、ゾーニングができていなかったから、検疫官、厚労省の官僚、DPAT、DMATと、感染してはいけない人が次々に感染してしまった。

感染者は少なくとも14日間は隔離しないといけない。さらに、1人が感染しただけでも、その周りの濃厚接触者を全員、健康監視に入れないといけない。恐怖に慄《おのの》き、風評とも戦い、と、いろんなことをしなくてはいけないわけでしょう。これこそヒューマンリソースの喪失です。

さらに、ただでさえPCRの数が足りないといってるときに感染者が増えれば、（濃厚接触者も含めて）余計なPCRをたくさんやらないといけない。こんなの負の連鎖ですよね。

リソースを有効活用したいからこそ、ゾーニングは完璧にすべきなんです。そうすればPCRの無駄遣いをしなくて済むし、ヒューマンリソースも無駄遣いしなくて済む。ゾーニングによって、資源を有効に使えるようになるわけです。

この「資源を有効に使う」というのは、ぼくが一番気にしているところです。「無尽蔵にリソースを持ってこい」というのは素人のやることですから。

今あるリソースを最大限活用する上でまず一番大事なことは、「人を失わない」ことです。10人いるんだったら、10人みんな元気でいることが大事なんです。

だからこそ、感染対策のプロは「自分は絶対感染しない」という安全性が確認されて、初めて現場に入っていくんです。

想像するに、それはプロのクライマーも一緒ですよね。何の装備も持たずに、さあ山に登れ！っていうのは素人のやることです。安全を確保する方法がちゃんと見えていて、それを実行して、初めて山に登るのがプロのクライマーですよ。

そして我々感染対策のプロは、プロだからこそ、まずちゃんとゾーニングができてからじゃないと怖くて現場に入れない。

ところがダイヤモンド・プリンセスではPPEを着ている人の横を、背広を着て、サージカルマスクして、携帯を手に持ってずかずか歩く人があぁだこうだと議論をしていた。あんなに怖い光景はないですよ。

ここまで何度も「手指が大事」と言ってきました。ということはレッドゾーン内で手に触るものは、全部汚いと見なさないといけない。

だから携帯なんか持っていっちゃダメだし、それをポケットに入れるなんてのはナンセンスもいいところなんです。中でウイルスが付いたらどんどん感染してしまう。これは感染対策のイロハなんですが、みんな携帯を持って中に入ってるものだから、びっくりしてしまいました。

もちろんぼくは現場に携帯を持っていかなかったし、だから内部の写真も自分では1枚も撮っていません。ぼくが船から追い出された後に、丁寧にも橋本岳厚労副大臣が写真を撮って Twitter に投稿してくれたので、おかげさまで証拠保全ができて、ぼくは助かりましたけどね。

ちなみに、あの写真には誤解が結構あるようなので、そこは正しておきましょう。医学用語では、微生物がいる状態を「不潔」、微生物がいない状態を「清潔」と呼びますから、その二つの名前でゾーンが分かれていること自体は、まったく正しいのです。

橋本副大臣ご本人は、あれでちゃんとゾーニングできているという証明のつもりで写真を投稿したらしいのです。でも問題は、まさに橋本副大臣が立って写真を撮っているその位置が、「不潔」でも「清潔」でもないグレーゾーンになっちゃってたことなんです。感染症の専門家はみんな、あの写真ひとつで「ああ、これじゃ全然うまくいってないだろうな」と分かったでしょうね。

彼自身が危ないところで写真を撮ってしまっていたから、ウイルスを触ってない保証がなくなってしまって、14日間隔離して自己監視しなきゃいけなくなっちゃったんですね。副大臣のような要職が職場を離れなければならない。まさにリソースの無駄遣いですね。

「一生懸命」に水を差すな

同意書を取ると感染リスクが増すから、ＰＣＲをやるなら口頭同意でいい。感染を拡げないために、ＤＰＡＴの人は外から電話で面談したほうがいい。

そういった指摘をしていたら、「みんなが一生懸命やってるときに、おまえはそれに水を差すのか。出ていけ」と言われてしまうんです。安全性よりも、みんなとの調和が大切。船の中ではみんな、疲労困憊で睡眠を取らず、目を血走らせながら対応していました。

これが、そもそもの間違いです。危機管理のときには絶対に頑張って疲労をためてはいけない。危機管理のときこそ、余裕を持っていないといけないんです。

だからこそ、感染リスクを増すような、必要のない仕事は全部やめるべきです。DPATの人も船内に入らなければ仕事が減り、その分、休憩できる。休憩できるということは疲労がたまらない、疲労がたまらなければ、人と会話をする余裕ができて、いいやり方を考えられるようになる。

ところが現実には、疲れきった上に睡眠不足、なのにやることはいっぱいある。そこに外から来たぼくが「こういうやり方にしたらいいんじゃないですか」と提案しても、「俺たちが今まで頑張ってきたことを、何でおまえはそうやって否定するんだ」みたいに受け取ってしまうんです。

こうやって、船内のいろんな問題点を見いだしていったら、入ってから2時間後に「出ていってください」と言われて追い出されてしまったわけです。

誰の指示で追い出されたのかは分かりません。橋本岳副大臣の指示だったという説もありますが、私は直接会ってないから、真偽は定かではありません。

これが、ダイヤモンド・プリンセスの船内でぼくに起こったことの顚末《てんまつ》ですね。

現代サッカーの合理性

ところで、ぼくは子供の頃にサッカーをやっていました。医者になってからは遠ざかっていましたが、最近やっぱりやりたくなって、2018年からあらためてサッカー教室に通い始めたんです。

その教室では、ヴィッセル神戸に所属している、B級ライセンスを持っている専門のコーチが教えてくれるのですが、これがものすごくいいんですよ。

一番衝撃的だったのが、練習でボール回しをしていたら、「岩田さん、そこは休んどいたほうがいいですよ。走ると疲れるでしょ」みたいなことを言われたんですね。

内心、「えーっ！」て思いました。「走ると疲れるから、休んだほうがいい」って、まあその通りなんだけど、コーチからそんなことを言われたのは生まれて初めてだったからです。

ぼくが小、中学生の頃に通っていた島根県の学校では、ただひたすら「頑張れ、水を飲むな、とにかく走れ、ボールを追っかけろ、耐えろ、蹴れ」みたいな感じで教わっていました。いかにも昭和の部活ですね。

でも、現代のライセンスを持っているコーチは「そこで走ってもどうせ取れないし、そこは休んどいたほうがいいですよ」と言うわけです。時代は変わりましたね。サッカーの場合は目的が分かりやすい。少なくともプロの世界では、「頑張ること」は目的なんかじゃなくて、目的は「試合に勝つこと」ですよね。

そうすると、例えば右サイドでボールが回ってるときには、左サイドでやみくもに走り回ったって、ただ体力を消耗するだけで意味がない。

昭和の時代にはそんな場面でも、みんなとにかく「頑張れ頑張れ、走れ走れ、我慢しろ、文句を言うな」ってノリでしたけど、いまは全然違う。ボールが来ない場面では休んで、体力を戻して、いざというときにバッと走れるようにするのが筋なんです。

チームメイト同士でも「おまえ、そこは間違ってるよ」という議論をちゃんとしないと、プロのチームとしては成熟できない。それができない。「みんな仲良くしなきゃいけないんだから、文句言うな」みたいなチームや、監督の言うことをそのまま聞いているだけのチームは、絶対に弱いです。

強いチームの選手は、自分で判断して自分で動けないといけない。それは、自分勝手にやるってことじゃなくて、自分の動きがチーム全体のためになっているか、という観点を持っているということです。

リオネル・メッシという世界一のサッカー選手がいますが、日本の解説者には、彼について「メッシは走ってないからけしからん」みたいなことを言う人がよくいるんです。そういう解説者は何も分かってない。メッシは、無駄に疲れてシュートを打てなくなったらダメだから、必要ない場面では休んでいるわけですよ。

いざというときにボールを保持して、シュートを打って点を決め、試合に勝てばそれでいいわけで、意味もなく走ってもしょうがないでしょ、というのが海外の一流チーム、一流選手たちの合理的な考え方なんですね。

やみくもに頑張る、周りに同調するんじゃなくて、目的を達成するために必要なことをやる。これがプロの考え方なんです。ぼくが見たダイヤモンド・プリンセスの船内より、現代のサッカー界のほうがはるかに合理的ですよ。

神話にすがる問題

そうは言っても、日本でも戦国時代には「みんなで頑張れ」って空気でもなかったと思うんです。戦国時代の武将って今の価値観から見ると、こすっからい、勝つためには何でもする感じがありますよね。ぼくの拙い歴史学的理解では。

多分、昭和の日本軍あたりから「みんなで頑張れば必ず勝ちはやって来る」みたいな精神主義が強くなってきましたよね。「補給がないと勝てないでしょ」という現実が、「補給がなくても頑張れ」という発想になる。銃で撃たれて死ぬよりも餓死者のほうが多いみたいな悲惨な戦い方をするようになる。

それが現代でも、「体力を残しとかないと勝てないでしょ」という現実が「体力が尽きても頑張れ」になってしまっているんです。

この「神話にすがる」という日本の悪癖が、ダイヤモンド・プリンセスへの対応にも影響していました。

日本政府はダイヤモンド・プリンセスの乗員・乗客に対して、船内に残して検疫をする、つまりウイルスの潜伏期間である14日間隔離した上で、発症しなかったら船から降ろす、というプランを立てました。

しかし、いざ検疫が始まった後も、おそらくは患者さんがどんどん増えていった。二次感染が起きていたわけです。

用語の説明をすると、この場合の一次感染とは「検疫が始まる前に起こった感染」のことで、二次感染とは「検疫が始まった後に起こった感染」のことです。

検疫の方針が決定し、隔離が始まったのは2020年2月5日です。それまでに拡がっていた感染が一次感染で、これはもうしょうがない。ただし、検疫するからには、それ以降の感染者、すなわち二次感染を絶対に出さないという覚悟が必要です。

一般的に、クルーズ船に感染者が出たときに最初に決めるべきことは、乗客・乗員を船から降ろすか、降ろさないかです。

船という空間は感染症にとても弱い。ダイヤモンド・プリンセスにも高齢者が乗船していましたが、その弱いところに死亡リスクの高い高齢者を留め置くのは、すごく危険です。だから本来ならできるだけ早く船から降ろして、隔離して、感染リスクをゼロにするのが定石なんです。

でも、下船させることが定石だとしても、現実には何千人という人を横浜で一気に降ろして、どこへ連れていくのか、という問題がありますね。実際に、ＮＨＫの報道によると、それについて菅官房長官や加藤厚労大臣は夜中の２時くらいまで喧々諤々の議論をしていたとのことです。

だから、現実問題として「船から降ろして隔離する」オペレーションが難しいことは、理解できる。

船から降ろすのが難しいので船内に留め置く、と決めたのなら、ウイルスの潜伏期間である14日の観察期間を設定して、船内で検疫する。観察期間内で発症しなかった人は、感染していないので解放する。期間内に発症した人は必要に応じて治療する。というオペレーションを採用することになります。実際に日本政府がとった選択はこちらでした。

ただし、この方法を取るときには、もともと感染リスクが高い船の中で二次感染、つまり検疫を開始した２月５日以降の感染を限りなくゼロにする、という覚悟を決めなければなりません。

感染者を増やさないほかにも、二次感染を絶対に許してはいけない理由があります。それは、観察期間の14日の間に二次感染を許してしまうと、感染した日からさらに14日間、検疫を伸ばさないといけなくなるからです。それが繰り返されると、二次感染が起こるたびに検疫の期間をずるずると延ばさなければならなくなる。

「14日」という期間は、あくまでも「2月5日以降は感染が起きていない」という前提に基づいたものであって、それができない状況では、この14日という数字には意味がなくなるんですね。

だから厚労省は、乗員・乗客を船に留めて14日間検疫する方法を取ったのなら、「その間は絶対に二次感染を起こさないぞ」という覚悟を決める必要があった。

しかし、厚労省はその覚悟を決めなかった。

なぜなら彼らは形式主義者だからです。

「14日間検疫して、それが終わったら下船させます」「専門家を入れて感染管理をやります」という、チェックリストの見出しを満たすことだけにこだわって、「二次感染を起こさない」という結果を出すことにはこだわらなかった。

例えば、「いろんな仕事をしなきゃいけないから」という理由で、クルーの人はほったらかしでした。グリーンゾーンとレッドゾーンはグチャグチャなまま。背広を着た官僚が、PPEを着たDPATの横を悠然と歩いている。

これでは二次感染が起きて当然です。実際、その後の国立感染症研究所などの検証では、検疫隔離期間に入ってからもクルーを中心に感染が拡がっていたであろうことが、データで示唆されています。

それでも厚労省は、「二次感染は起きてない」という、自分たちの作った神話にこだわった。

そして、2月5日から14日経った2月19日に、検疫を受けていた人たちを予定通り下船させた。「二次感染は起きていない」ので、電車に乗ったり、バスに乗ったりして帰っていいと指示したわけです。

心の底からそう思っていたのか、そういうことにしたかっただけなのかは分からないですけど、いずれにせよ、自分たちの作った物語を真実であると勘違いしたわけですね。

これは典型的な官僚の形式主義です。形さえ満たしておけば、本質は関係ない。事実は関係ない。そして、結果も関係ない。バットを振ってボールを投げていれば、それでいい。試合に勝つか負けるかは、俺たちの知ったこっちゃない、というアマチュアの発想です。

「二次感染が起きても仕方がない」というシナリオで行くなら、14日という検疫期間はもっと延ばすべきだった。「二次感染は起こしてはいけない」というシナリオで行くなら、感染管理を徹底すべきだった。でも、どちらも中途半端だったのです。

なぜなら、結果がどう転んでも「日本はちゃんとできている」という話に持っていきたかったからです。

2020年2月前半、すでに中国国内では感染がだんだん落ち着いてきていました。その後にはイタリアやイランなど、世界中に感染が拡がりましたが、この時期は、世界中の注目がダイヤモンド・プリンセスに集まっていたんです。

だからその注目されている状況で、「日本はちゃんとやっている」という話に持っていきたかったんです。

厚労省は少しずつ巧みに言葉をずらして、「自分たちは常に正しい」という話に持っていこうとします。これを安冨歩さんが「東大話法」と名付けていますね。

「本当はどうなっているか」はどうでもよくて、「自分たちは正しい」という結論を土台にしたがる。だから、実態がどうであれ、最後は「感染対策はちゃんとできている」という話に持っていくわけです。

でもダイヤモンド・プリンセスではまったくダメだったことがバレてしまったので、その論法が通用しなくなると、今度は「完璧ではないんだけど、しっかりやっている」みたいな言い方をしだすわけですよ。

「完璧ではない」というところをきちんと踏まえるなら、二次感染は起きているという話になります。だからこそ、ダイヤモンド・プリンセスから下船して、チャーター便に乗って帰っていったアメリカ、カナダ、香港、イスラエル、オーストラリアなど海外の人たちは、それぞれの国の政府の指示で帰国後に追加で14日間隔離されました。

そして実際に、オーストラリアでは10人近く、アメリカ、香港、イスラエルでも数人の乗客が、それからインドネシアなどのクルーの人たちからも、下船後に感染が確認されました。やっぱり、二次感染が起こっていたんです。

でも日本政府は、自分たちの出した「船内の感染管理はちゃんとできている」というステートメントが、「ちゃんとできているに決まってる」という自己暗示みたいになってしまった。その結果「下船した後は自由にしてください」と言ってしまったので、下船者はそのまま寿司屋に行ったり、スポーツジムに行ったりしたわけです。

その下船者が後から新型コロナに発症して、利用したスポーツジムは閉めなきゃいけない、ジムに来ていた人を全員濃厚接触者扱いにして監視しないといけない、おかげで保健所の監視対象が膨大に増えるという、ものすごい二次的な災害が起きました。

最初から「自分たちは間違ってるかもな」という前提で、「やっぱりうまく検疫できてなかった可能性もあるので、もう14日間延長しましょう」とやればよかったのに、厚労省は間違いを認めるのが本当に嫌なので、それができなかった。

その代わりに、下船者の感染が分かり、失敗が明らかになったら、今度は「クルーズ船にたくさん人がいたので、あれは仕方なかったんだ」みたいな話をしだすわけですよ。仕方ないと思ってたんだったら、最初から隔離を延長しとけばいいのに、そういう議論には戻ってこない。「仕方なかったんだけど、自分たちは正しかった」という物語に基づいているので、ダブルスタンダードが生まれてるわけです。

この姿勢の一番恐ろしいことは、「反省が生じないので、改善ができない」ということとです。ということは、次に同じことが起こったときにも、やっぱり同じような失敗をする可能性が極めて高いということです。

はっきり言って、失敗してもいいんです。人間だから、失敗ぐらいしますよ。クルーズ船での感染なんてしょっちゅう起きることじゃないですし、ましてや厚労省は感染症の素人ですから、失敗ぐらい当然しますよ。

大事なことは失敗を認めて、繰り返さないために何ができるかを反省することです。ところが彼らは自分の失敗を直視できず、どうすれば失敗を回避できたかを分析できず、次に同じことが起こったときはもっとうまくやろうという修正をせずに、「まあ、みんな一生懸命頑張ったじゃないか」って話になって、日常に戻る。

これでは、絶対に改善できない。そしてまた同じことが起こる。

これまでの失敗

2009年に新型インフルエンザが流行したとき、日本は水際作戦などなど、いろんなことに失敗しました。でも、「問題はあったし患者さんも出たけど、そうは言っても死亡者数も200人ぐらいで収まったし、外国に比べれば少なかったから、よかったよね」みたいな流れになって、話はそれで終わりました。

あのときもぼくは、日本にもCDC（疾病予防管理センター）をつくろうとか、あるいはワクチンに関してACIP（Advisory Committee on Immunization Practices＝ワクチン接種に関する諮問委員会）をつくろうとかという提言をしたんです。だけど、「先生の言うことも分かるけど、みんな頑張ったし、良かったじゃない」とか言って、結局CDCもACIPもできなかった。

2002年のSARSのときも、「日本は水際作戦に成功した」と新聞は書いてましたけど、本当は成功なんかしていません。

「水際作戦が成功した」というのは、SARSの患者さんが10人とか20人とか日本に上陸しようとしたけど、防疫の段階でストップしました、ということですよね。

でも、あのときに空港とか船でブロックしたSARSの感染者なんて、1人もいなかった。ただ単に患者さんが日本に来なかっただけです。

それどころか、じつは1人、日本に入国してしまって淡路島を周ってそのまま出国した人すらいたのです。たまたまその人が日本で流行を拡げなかったのでラッキーだった、それだけです。

SARSのとき、カナダでは大勢の患者さんが出たのに対して、アメリカ合衆国では1人も出なかった。両者の違いはどこか。後にアメリカで議論されたときは、「アメリカは単に運が良かっただけだ」と専門家たちは言っていました。アメリカのシステムでもSARSが入ってきたら大変な事態になっていた可能性を認めているんです。

でも、日本は認めない。

SARSが流行した2002年頃、中国人の1人当たりGDPは、今と比べてとても低かった。要は中国人にとって、日本はまだまだ物価が高い国だったわけです。

今では中国人がお金持ちになったので、物価が安い日本に多くの中国人が買い物に来ますけど、当時はまだそんな状況ではなかったので、入ってくる中国人の数が圧倒的に少なかった。だから、たまたまSARSの感染者が来なくて、たまたま日本ではSARSの流行が起きなかった。

たまたまラッキーでSARSが入ってこなかったんだ、という分析もしないで、「あのときにやった水際作戦が成功したんだ」という話にしてしまったせいで、日本ではいまだに水際作戦信仰があります。

だから、成田や羽田や関空に入国するときには、「MERS対策でラクダに気をつけましょう」みたいなポスターが貼ってあったり、「ブラジルではジカ熱が流行っています」とかいってサーモグラフィーで温度を測ったりしますよね。でも水際作戦がうまくいかないことは、専門家の間でも昔から分かっていたことですから、アメリカにもヨーロッパにもアジアにも、あんなポスターを掲示している空港はありません。あれをやってるのぼくの知る限り日本だけです。

SARSのときに間違った神話を作ってしまったせいで、日本はいまだに「空港でブロックできる」という神話に取り憑かれているんです。

しかも、2009年の新型インフルエンザのときは水際作戦が何の役にも立たなかった。5月に神戸市で国内発生例（海外渡航歴なし）が見つかりますが、それは開業医が国の診断基準（メキシコ、米国、カナダへの渡航歴）を信用せず、「国内発生がある」という前提で検査を強く依頼した結果でした。「自分たちは間違っているかもしれない」という健全な懐疑心は失敗を防止する非常に良い考え方なのです。こういうエピソードがなく、自分たちの神話にすがっていたら、日本の新型インフルエンザ被害はずっと大きくなっていただろうとぼくは思います。

欲望に忠実なメディア

話を戻します。誰の差し金かは分かりませんが、とにかくぼくはダイヤモンド・プリンセスに入ってから、2時間で追い出されてしまいました。

先ほども書きましたが、ぼくが船内に入ったのはもともと、あれだけダイヤモンド・プリンセスの状況が世界から注目されているにもかかわらず、船内の情報が外に出てこないことがとても不安だったからです。

だからこそ、外に出されたぼくはすぐに、自分が見てきた船内の状況を伝えるために動画を撮り、YouTubeで公開したわけです。

その際にぼくは日本語だけでなく、英語でも動画を出しました。

その理由は、日本のメディアは動画の存在を握り潰しかねないと思ったからです。なぜなら日本のメディアは、事実よりも欲望に忠実だからです。

テレビのワイドショーとかでは、「なんでＰＣＲやらないんだ」みたいな議論を延々とやってましたよね。「ただＰＣＲをやればやるほどいい、というのは間違いだ」と識者はみんな言ってるのに、そこは議論をせず、「政府はもっともっとPCRをやればいい」というノリだけをどんどん推していく。あれもやっぱり、事実ではなくて視聴者が見たい内容に忠実だからです。

つまり日本のメディアは、視聴者が見たいコンテンツ、読者が読みたいコンテンツを提供することこそが自分たちの使命だと思っている。「不快だけど、これが事実なんです」というものを示すよりも、「そうそう、こういうのが見たかったんだよ」というニーズに応えようとしているんです。

「日本はちゃんとやってるんだ」という物語に浸りたい欲望を持っている人にとっては、ぼくが見てきた話は不都合ですから、握り潰すか、矮小化する。

その中でよくあったのが、官僚的な東大話法で論点をずらして、「あいつの言ってることは正しいかもしれないけど、態度が悪かった」とか「みんなの和を乱した」みたいな別の話に持っていって叩かれるという現象です。

ぼくは自分が発信した内容がなかったことにされるのが怖くて、英語でも発信したわけですけど、案の定、日本では「あいつの言い方が気に入らない」とかの議論ばっかりが起きて、肝心の内容が矮小化されてしまった。

「あいつの言い方が気に入らない」なんて、そんなの「あいつのかぶってる帽子が気に入らない」って言ってるのと一緒じゃないですか。全然関係ない話にすり替えて、そこを叩く。テクニックとしては面白いのかもしれないけれど、まったく実りはない。

こういう実りのない議論が国内のマスメディアで、あるいは日本のソーシャルメディアでも起こりましたが、海外からはそんなことはひと言も言われませんでした。

ヨーロッパやアメリカでは「言ってることは正しいけど、態度が悪かった」みたいな議論にはまずならない。「それは、要するに正しかったってことですね」だけでおしまいです。

英語圏の人だけでなく、フランス、イスラエル、中国、韓国など、いろんな国のメディアが取材に来ましたけど、「あなたの言い方が悪かったんじゃないですかね」みたいな言われ方をするのは日本だけでしたね。

それと、これもよく勘違いされますが、ぼくが動画を削除したのは、何かの圧力があったからではありません。

あの後ぼくはダイヤモンド・プリンセスに入っていませんが、ぼくが入った翌日の19

日から感染対策がとても良くなったと、しかるべき人物から聞いています。「とても良くなった」ということは、そこには良くなる余地があった、以前は良くなかったということですね。ぼくが動画を出した効果が確認できたことが、削除した理由の一つです。

もう一つ、動画を削除した最大の理由は、船内の現実を伝えるために動画を公開したのに、政府の敵側に立つか、味方側に立つかみたいな本質から外れた場外乱闘の道具に使われ始めたからです。それが嫌だったので、感染対策を向上させるという目的の達成を確認してすぐに削除しました。

たしかに動画に対する圧力はなかったのですが、その代わりにいろんなところから外されてはいます。

例えば、とある学会の感染対策のガイドラインでは、今までずっとメンバーに入っていたのが露骨に外されてしまいました。しかも外されたことを知らされず、メンバー表が出てきたら今まで一緒に働いてた人たちの名前はそのままあって、ぼくだけが外されていたのです。

「LINE外し」ってご存じですか？　子供たちがいじめをするときに、同じクラスの全体ＬＩＮＥでいじめの対象になっている人だけを外すっていうやつです。

外された本人は気づかないまま、他の仲間だけでＬＩＮＥを回して一人だけ仲間外れにする。あれと一緒ですよ。自分がこういうことに遭うと、日本は徹底的ないじめ社会だって実感しますね。

面白いことに、例えば神戸大学病院の同僚のように一緒に働いている人は全くそんなことなくて、「ああ大変でしたね、お疲れさまでした」と労《ねぎら》ってくれて、これまで通り普通に仕事をしています。

普段顔を合わせない、遠くにいる人がそういういじめをしたり、匿名で「おまえのやったことは国益に反する」みたいな手紙を送ってきたりするんですね。

情報を隠した代償

日本国内だけの問題であれば、「みんな一致団結して頑張ってるんだから、つべこべ言うな」というういつもの日本の論理でも納得してくれますよ。

でも、世界は絶対、それでは許してくれない。みんなが頑張ってる？　だから何？

というのが世界の見方です。BBCやCNNといった海外メディアは、そう見ている。日本の論理なんて関係ない。

だから、厚労省たちはリスクコミュニケーションに失敗したんです。

ぼくがYouTubeで船内の状況を話したことに対して「コミュニケーションが失敗した」と批判する人がいましたけれど、それを言われるのは日本だけで、コミュニケーションに失敗してるのは、じつは厚労省のほうなんです。

なぜなら、コミュニケーションで大事なことは、事実をちゃんと公表することだからです。情報公開と透明性が何より大切だからです。

二次感染が拡がるダイヤモンド・プリンセス船内の状況は、海外ではインキュベーター、つまり卵を孵《かえ》す装置にたとえられるほど悲惨なものでした。それなのに、厚労省は「ちゃんとやってる」という言い方をしてしまった、それこそが大失敗なんです。

あれで、日本の信用はガタ落ちですよ。ちゃんとできてないときは、「ちゃんとできてない」と言うべきだったんです。

大変な数の感染者を出しているイタリアやイランは、「ちゃんとやってる」なんてひと言も言いません。

ちゃんとできてないこと自体は、ここでは問題ではない。新型コロナウイルスの問題は、もはや世界中で起きていますから、その意味ではちゃんとできてる国なんてひとつもないですよ。

でも、ちゃんとできてないにもかかわらず、「ちゃんとできておりますよ」という日本の国内では通用する論法を、世界に向けてやっちゃったのが、厚労省の何よりの失敗ですよ。それこそが国益に反することです。

政府が最も避けたかった、日本の信用をガタ落ちさせる事態をつくり出したのは、ぼくではなくて厚労省なんです。

そして、ダイヤモンド・プリンセスの情報を矮小化しようとして変な前例をつくっちゃったので、これからずっと「日本は本当のことを言ってるのか」って言われ続けるでしょうね。事実、これを書いている2020年3月21日の時点では日本の感染者数は欧米の多くの国より少ないままですが、「あれは本当なのか。事実を隠蔽していないか」という海外のジャーナリストの問い合わせがぼくのところにどんどんやって来ます。ぼくは日本政府が露骨な感染者隠しをしているとは考えていませんが、クルーズ船で「ちゃんとやっている」と言ってしまった以上、そういう疑われ方をするのは当然です。

ぼくが船の中に入って、問題点を指摘していたら追い出されたこととも根底は一緒です。言うことを聞かないやつは出ていけ、とやったのは、要するに現実から目を背けて自分たちの物語に固執したかったわけですから。

ぼくが外国のメディアとの記者会見で、「これが事実で、こういうことがあったんだ」と話したときにも、国内ではものすごい数の非難が来ました。「日本の悪いところをBBCとかCNNとかに言うなんてひどいやつだ」って匿名の手紙が来ましたけど、これは日本にとって都合の悪い事実を外に知らせるのが良くないという発想の仕方ですね。

それって考え方が逆じゃないですか。日本にとって不都合なこと、日本が間違っていたことをちゃんとオープンにすることこそが、リスクコミュニケーションなんです。

だから、あれは本来ぼくがやることじゃなくて、厚労省がやるべきことなんです。クルーズ船の対応ではこういうところで失敗しました、ということをちゃんとオープンにしていれば、日本はクルーズ船でしくじったかもしれないけど、あんな大変な状況だからやむを得ないよねって、ある程度の同情を得られたはずなんですよ。

ところがぼくが「ここところはできてない」と話したのに対して、厚労省はそれでもなお「いやそんなことはない。ちゃんとできてますよ」って言っちゃったから、外国の人たちはみんな「ああ、日本政府は信用できないな」と思ったんです。

そこが理解できない日本人も多くて、「岩田は外国人の記者クラブに英語であんなことを言っちゃって、国賊的な奴だ」って怒る人もいるわけだけど、逆なんですよ。中国は新型コロナで海外メディアへの情報開示を積極的にやっています（ただし、その内容がどこまで本当かはぼくには分かりません）。これは戦略です。国際社会での信用を得るには透明性と開示性が大事だと中国は知っているのです。だから、うまくいかなかったことはうまくいかなかったと認めることが、信頼性を高めるために本当は必要なことなんです。

うまくいってないにもかかわらず「うまくいってます、大丈夫です、ちゃんとできてます」という大本営発表をする。本当は負けているのに「転進してます」とか「あれは想定内だったんです」みたいに言う東大話法を続けているから、もう信用してくれない。

優しい日本のメディアならそれで許してくれますけど、外国のメディアは厳しいので許してくれない。先日もBBCの取材を受けたんですが、彼らは日本政府の言ってることを全然信用してないですよ。「日本政府はすぐに話をいい感じに持っていこうとする」と思われている。一回失った信用を元に戻すのは大変なんです。

ダイヤモンド・プリンセスの感染対策は失敗した、というのが、世界的にほぼコンセンサスの取れた評価です。「あれはうまくいってたんじゃないの」と考えてる国は一つもない。そしてうまくいかなかったこともさることながら、それ以上に、日本政府が失敗を認めなかったことが世界の心象を害したんです。

CDCがない問題

ダイヤモンド・プリンセスの中のオペレーションでは、誰が指示を出しているのか。誰が意思決定をするのかが、結局最後まで不透明なままでした。

例えば、グリーンゾーンとレッドゾーンの仕分け一つ、いったい誰がやっていたのか誰も知らない。日本環境感染学会がやったような気もするし、厚労省の指示だったような気もするし、国際医療福祉大学の先生は、少なくとも自分はやってないと言っていました。そうすると、誰やねん、ということになる。

要は、全部政治で決めているから、誰がどんなふうに意思決定したのかは藪の中です。

アメリカの場合、トランプ大統領が、国の感染者が増えるといけないから、クルーズ船から人を降ろすな、と言い出しました。しかしアメリカのＣＤＣはさすがに専門家なので、大統領が言っても突っぱねた。そこは偉かったですね。

これが日本だったら、安倍首相が「降ろすな」と言ったら降ろさなかった……というよりも、安倍首相が言ってるのか、加藤厚労大臣が言ってるのか、橋本副大臣が言ってるのか、厚労省の偉い人が言ってるのか、あるいは、厚労省の後ろにいるお抱えの専門家が言ってるのか、そのへんが全然分からない。

みんな裏で決めていて、意思決定のプロセスが分からない。どこまでが政治的な議論で、どこからが科学的な議論なのかも分からない。何を目的にした意思決定なのかすら公表されない。

ダイヤモンド・プリンセスでのオペレーションに関しても、2月18日にぼくが船に入るまで何の説明もなかったんです。検査を何件やって、陽性が何件出ましたというデータだけはありましたが、それがうまくいってるという意味なのか、失敗してるという意味なのか、どういう解釈がされているのか、今後どうするつもりなのか。そういったことに何の説明もなかった。だからぼくは不安になって、船内に入ったわけですよ。

感染研が慌ててデータを出したのは、ぼくがYouTubeを上げた次の日ですからね。

それまでは、何もデータを出していない。本当だったら、その前から毎日出すべきだったんです。

新型コロナウイルスの感染が多くの国に拡がってから、韓国CDCもヨーロッパCDCもシチュエーションアップデート、つまり今回は何をしました、どういう状況になっていますという報告を公開し、毎日更新しています。

それに対して、検疫が始まった2月5日からぼくが入った18日までの間、ダイヤモンド・プリンセスについては検査の件数と陽性者の数以外、誰も何も言わなかったんです。情報公開はされていないし、意思決定のプロセスは不透明だし、そもそも誰が何に関与しているのかも分からないという、非常に危うい状況だったんです。

これは日本にCDCがないから起こった問題です。責任を持って意思決定をする専門家集団がいないから、どこからが行政問題で、どこからが政治の問題で、どこからが科学の問題なのかが不透明になる。

アメリカの場合は、CDCが意思決定をするとなると、トランプが横やりを入れようとしても突っぱねられる。意思決定がすごく分かりやすいですよね。

アメリカではトランプが、例えば地球温暖化については語ってはいけないみたいに、専門家集団に対して、いろいろ横やりを入れててすごく大変らしいです。

でも、やっぱりアメリカのプロたちは、いい意味でプライドが高いから、自分たちがつかさどるサイエンスを大統領への忖度に売り渡しはしない。科学は科学、政治は政治と分けて、それは筋が違うでしょうと、はっきりさせる。

日本はすぐ忖度しますよね。政治家が言ったら、官僚は絶対に逆らわないで、必ず忖度しますね、少なくとも表向きは。

ヒトではなくて、コトを見よう

ＣＤＣがないことにもつながりますが、「みんなで一生懸命やる」ことが尊ばれる裏返しで、専門性に対するリスペクトがないことも、ダイヤモンド・プリンセスの感染対策が失敗した理由です。

そもそも日本には、専門性や戦略性、あるいは結果を出すことに対するリスペクトがないですよね。しかもヒト主義、要するに「誰がやっているか」ということが問題で、

「何をやっているか」はあまり問題にしない。だから、できる・できないという問題が、全部メンツの問題になってしまう。

だから官僚たちは、自分たちのメンツを潰すことになるから失敗は絶対に認めない。コトとしての議論ではなく、全部ヒトとしての議論なんです。そしてヒトとしての議論をしてる限りは、みんなの顔を立てないきゃいけないから、「絶対に失敗は存在しない」という話を言い続けないといけないわけですよ。

アメリカは完全にコト主義なので、「これはコトとしていいのか、悪いのか」だけで議論するわけです。ヒトがどうこうというのは、二の次、三の次なんですよ。

中国は、コトとヒトの中間帯みたいな感じですね。ドライな分析をする一方で、簡単に担当者を更迭したりする。

どのあたりがいい案配かは分からないですけれど、ヒトの問題とコトの問題を常に混同するのは、日本社会のよくないところです。

例えば医療事故が起きたときには、一般に、ミスの当事者を責めないことが鉄則なんです。起こったコトだけを分析して、どうやれば事故が起こらないようにできたかという「システムの問題」に落とし込むわけです。

ところが、日本で医療事故が起きたときには、例えば研修医が間違った薬を処方して患者さんが死んじゃったとなると、その研修医が訴えられて、裁判を起こされて、負けて、クビになるわけです。

クビにする根拠として、「その研修医が未熟だったからこんなエラーをした。けしからん奴だ」と言って追い出すわけですよ。

でも、研修医が未熟なのは当たり前じゃないですか。未熟だから研修をやっているわけです。研修医が成熟していれば、研修をする必要はないでしょう。

ということは、未熟な研修医が、監督する医師の確認もなしに、そういう薬を自由に扱えるような状態にしていた、というシステムのほうに問題があるのではないか。安全の専門家はそうやって考えるわけです。

「その研修医が未熟だったのが悪いんだ」という言い方をしてトカゲの尻尾切りをしている限り、また同じようなことが起こりますよ。だって、研修医はみんな未熟なんだから。

そうじゃなくて、未熟な研修医であっても、薬の間違いで患者さんを殺したりしないようなシステムにするべきだ、という発想をするんです。

ぼくがダイヤモンド・プリンセスでの感染対策に言いたいことも、これと同じです。専門家が入ってクルーズ船の対応をするシステムになっていれば、素人が入って二次感染を起こすようなことはなかったはずです。そして大事なことは、素人が素人であることを責めるべきではないんですね。

官僚やDMATが感染症の素人であるのは、当たり前のことなんです。そこを責めていると勘違いするから、みんなムカつくわけですよ。「一生懸命にやってるのに、何で文句言うんだ」って思っちゃう。そうじゃなくて、一生懸命やってるあなたが、素人なのに全然場違いなことをやらされている、そのことが問題だと言っているんです。

逆に言うならば、感染症が専門である岩田が「ここに骨折の患者がいるから骨を接げ」みたいなことを命令されるのと一緒です。そんなこと、できっこないですよ。それでぼくが一生懸命骨を接いでるときに「おまえが骨を接いでるのはおかしいだろう」と横から言われたとして、「俺は一生懸命やってるのに、何でそんな文句言うんだ」とかって怒るのは、筋違いでしょう。そもそもぼくが骨を接いでる時点でオペレーションが間違っているんだから。

ぼくが言いたいことは、そういう間違ったオペレーションをさせないのが大事だ、ということです。ＤＭＡＴが良くなかったとか、ＤＰＡＴが良くなかったとか、官僚が良くなかったとか、そういう話じゃないんです。

ヒトが問題だと言ってるんじゃなくて、コトが問題なんです。

ＤＭＡＴが専門外の感染対策をしなきゃいけなくて、官僚が船の中に入らなきゃいけなくて、ＤＰＡＴが感染しなきゃいけなかったという、そういう仕組みそのものが、そもそも問題でしょ、という話なんです。

ここを履き違えるからみんなムカつくわけですが、実際にはやらされているオペレーションが間違ってる、それを問題にしています。

政治家のオペレーションもたいていそうですよね。新型コロナ担当大臣が設置されましたが、担当大臣は多分感染症のことを何も知らない。ああいう大臣の指名の仕方をコロッとしちゃうところが、日本の危ういところだと思うんですけどね。

感染症の対策は、感染症の専門家がやるべきであって、素人が手を出すところじゃないんです。

第四章

新型コロナウイルスで日本社会は変わるか

日本の新型コロナウイルス対策

日本の感染対策が目指すところは間違っていないし、全体的にはうまくいってるとぼくは考えています。

第一章でも触れたとおり、これは押さえ込むのが本当に難しいウイルスです。だから「完全に押さえ込む」というのはそもそもできない相談で、目標として正しくない。WHO（World Health Organization＝世界保健機関）は今回の感染がパンデミックであるといいましたが、パンデミックというのは「押さえ込めない」という意味なんです。実際に、押さえ込んだ国なんか一つもないですよね。

だから、「押さえ込まないといけなかったんだ」という発想の仕方が、そもそもおかしい。

だからといって勘違いしないでほしいのですが、「これは風邪みたいなものなんだから、別に気にする必要はない」という論調も、あれはあれで間違いです。風邪みたいなものでは、全然ない。

たしかに、罹り始めの症状は普通の風邪に近いですが、感染者の2割が重症化し命に関わる、大変な時限爆弾なんです。ただの風邪はこんなにひどいことを起こさないですよ。

それを甘く見たせいで、これまでに中国が散々ひどい目に遭ったし、イタリアもひどい目に遭っています。一晩で何百人も亡くなるような感染症をほっとけばいいんだっていうのは明らかにおかしい。

そこのところ、日本は1億2000万の人口を抱えていますが、2020年3月下旬の患者数は1000人程度です。これが少ない見積もりで実際にはもっと多くの患者さんがいたとしても、それでもイタリアやイラン、イギリス、アメリカほどひどくはない。人数を見れば韓国や中国よりも押さえられている。フランス、スペイン、ドイツよりも押さえられている。それを「感染対策がダメだ」と言うほうが、どうかしていると思います。

それでは、日本がやっている新型コロナ対策を、解説していきましょう。

まず、水際作戦はうまくいかなかった。第三章で触れたとおり水際作戦はそもそもうまくいかないので、ウイルスは国内に入ってきてしまった。そこまではしょうがない。

それでは次にすべきは、国内の蔓延期に備えて医療にかかる荷重を減らすことです。

そのために、まず重症者を中心に検査する。軽症者の場合は、全てをＰＣＲで検査はしないという方針を取りました。

これは第一章で解説した「正しい判断」です。「全員を正しく診断する」ことよりは、入院が必要な人に検査を絞る。もしくは入院が必要になりそうな人を絞ってケアすることで、医療体制を維持しようとしている。これを日本がいま目指していることで、その目指すところは、正しいと思います。


そして実際に、日本では２０２０年３月の時点では患者数の急増はなく、イタリアやイランのような悲惨なことは起きてない。

例えば東京は、人口と比較すると患者さんは少ない。ダイヤモンド・プリンセスの患者さんが入院してるから医療機関は大変ですが、ウイルスへの感染そのものは東京都ではほとんど起きていません。３月12日には１３０件も検査して２例しか陽性が出ませんでした。これはもう「検査をしてないから見つからない」というんじゃなくて、東京には本当に患者が少ないと考えられます。

はじめの頃に東京でも屋形船で新型コロナウイルスのクラスターが発見されましたが、そこからは感染が拡がりませんでしたね。なぜかというと、感染対策がうまくいっていたからなんです。

屋形船で感染者のクラスターができてしまったのは、もう終わったことだからしょうがない。大事なのはその後で、屋形船での感染者に接触した人を全て捕捉して、検診をして、そこから先に感染を拡げなかった。

この対策が屋形船ではうまくいったし、同じく感染者を出した和歌山の病院でもうまくいった。そしてダイヤモンド・プリンセスでは失敗したわけですね。


とはいえ油断はできません。日本で感染が拡がる可能性が高いのは、まず大阪と兵庫でしょう。3月11日のデータでいうと、大阪では１８０件検査して18例が陽性になりました。陽性率が10％もあるということは、捕捉しきれてない、つまりもっと検査が必要な人がいる可能性を示しています。なので大阪、そしてぼくがいる兵庫では、もっと検査をしたほうがいいと思っています。

韓国との比較に意味はない

日本国内の新型コロナ対策について、よく韓国と比較する議論が出てきますね。でも、「韓国は検査数が多い、日本は少ない、どっちが正しいんだ」というのは、じつは意味がない質問です。というのも、韓国と日本とでは、置かれているシチュエーションが全然違うからです。

韓国では、宗教的な集まりによって、ごく一部の地域でワッと患者さんが増えました。だからその地域の感染の拡がりをストップする必要があった。そのためには、宗教行事に参加して濃厚接触した人をすべて検査する必要がある。だからものすごく検査数が増えたんです。

でも同じ韓国でも、他の地域ではあまり患者さんが出てないから、それほど検査していません。

だから「韓国では」「日本では」という問いの立て方がそもそもおかしくて、韓国のどの地域で、何を目的にして、どんな戦略を取っているかが大事なのです。

日本では、韓国と同様に同じ地域で感染が拡がったのは今のところダイヤモンド・プリンセスだけです。だからダイヤモンド・プリンセスでは全員を検査しましたよね。ということは、日本でもこれから宗教儀式やらで患者さんがワッと増えたら、韓国と同じことをするに決まっているんです。

でも日本では、まだそういうことは起きていない。北海道でパラパラ、名古屋でパラパラ、東京でパラパラと、小規模なアウトブレイクが分散して起きてるだけです。韓国みたいなことが起きてないのに、韓国と同じ対策を取るのは、ナンセンスですよね。「なんで韓国と同じくらい検査しないんだ」という議論も「韓国のやり方は間違っていて日本が正しいんだ」という議論も、同じようにおかしいのです。

これはぼくがよくするたとえですが、とあるラーメン屋では月に1瓶コショウを仕入れており、別のラーメン屋では3瓶仕入れているとしましょう。この時、コショウの消費量が3倍違うわけですが、「どっちのコショウの量が正しいの？」なんて質問、しますか？

要はラーメンが美味しければそれでいいのであって、コショウを何瓶消費するかは基準じゃないですよね。「お宅はもっとコショウを使うべきなんじゃないのか」みたいな話は、ラーメンを食ってから言うべきです。

コショウが足りないと思えば当然足せばいいし、多すぎると思えば減らせばいい。あくまでも基準は味であって、瓶の数でコショウの適正な消費量を決めようとするのはナンセンスです。

いま日本で起きている「韓国では何件ＰＣＲをやってます、日本では何件しかやってません」という議論は、「韓国ではコショウの瓶をこんなに使ってますよ、日本ではこれだけしか使ってませんよ」と言ってるのと同じで、全く意味のない議論なんです。

それを踏まえた上での話ですが、ぼくも、日本はもうちょっと検査の数を増やしたほうがいいとは思います。特に、感染者が捕捉しきれていない大阪や兵庫では、ＰＣＲする範囲をもっと拡げたほうがいい。

では、それができていないのはなぜか。なぜなら保健所も病院も、ただの行政上の文書にすぎない厚労省の基準に呪われすぎているからです。

ただの作文が金科玉条になる

ここまでにも何度か「日本政府の感染症対策は、概ね正しい」という話をしました。この「概ね正しい」という表現は、「正しくないところが少しはある」という意味でもあります。ここからお話しするのが、その「正しくない」ことの一つです。

厚労省が発表した新型コロナウイルスの診断基準は、当初は「武漢から帰ってきて、37度5分以上の熱が4日間続いて」みたいなものでしたが、その後もころころと変わっています。

じつはあの基準には科学的根拠なんかなくて、どれも厚労省が作ったでっち上げなんです。はっきり言えば、役人が作った作文にすぎません。科学的なステートメントではなくて、「このへんで線を引きましょう、という基準をつくらないとみんなが困るから、ここで線を引きますよ」という政治的なステートメントにすぎないのです。そこをまず理解しないといけない。

だから、あの基準には「この線から外れてでもコロナの人はやっぱりいますよ」という理解をしないといけないんです。武漢に行っていない、大阪のライブハウスにも行ってない、クルーズ船にも乗ってない、熱は37度4分しかない。でもやっぱりコロナだ、ということがあるという理解が必要で、そういう人でも、状況に応じてやっぱりPCRをしましょう、という判断を医療機関はしないといけない。

ところが、これが判断できないんですね。

一つは厚労省側の問題。自分がつくった政治的な基準にすぎないものを、なぜかいつの間にか絶対的な基準にしてしまう癖が彼らにはあります。ダイヤモンド・プリンセスで見せたのと同じ、自分の幻想と事実をごっちゃにしがちな、自分の物語に沿った以外の例外を認めない官僚が起こしがちなミスです。

もう一つは保健所側の問題。日本の保健所には全てが全てではないにせよ、厚労省がファックスで送ってきた通知をそのまま金科玉条のものとして受け取って、それ以外の例外は認めないところが結構あるんです。

本来であれば、あの基準は厚労省がでっち上げた作文にすぎなくて、別にコロナの科学的な基準ではない、とりあえずの目安です。だから、そこから外れる患者さんだって当然いる。

いま新型コロナウイルスの患者さんが全然見つかってない自治体は、一人目の患者さんをちゃんと見つけたいと思っているはずです。一人でも、いるのかいないのかという分水嶺はすごい大きいですから。

で、現実に患者さんがいたとして、その人が体温計で測ったらたまたま37度4分しかなかったけど、クラスターが発生したライブハウスには行ってました。この人は基準を満たさないから検査しなくていいよね、というのは愚かな考え方です。ちゃんと見つけないといけない状況ならPCRすべきだし、仮にPCRが陰性でも、PCRは間違う可能性がある。だから、やっぱり14日間自宅待機してもらうべきなのです。これが正しい判断です。

つまり「正しく判断する」には、ただアルゴリズムとして厚労省の基準に従いましょうということではダメで、自分で頭を使って考えなきゃいけないわけです。

今の例ならば「ライブハウスから帰ってきて、熱が37度4分ってことは、線は超えてないけど、ほぼ線だよね」と考える。ここは、それぞれの保健所、病院が「厚労省の基準そのままではダメなところだぞ」と心得るべき、判断のしどころです。

でも、それができないんですよ。なぜなら日本人の多くは自分で判断することを嫌うから。

責任を取りたくないし、そもそも自分の頭で考えるのが嫌いだから、誰かに判断してほしい。だから厚労省の文書に従うわけですね。それで何かあったときには「私の責任じゃない、あれは厚労省が言ったことに従っただけです」と言い逃れしたいんです。

2009年に流行した新型インフルエンザでは、メキシコで発生したウイルスがカナダとアメリカ合衆国に拡がりましたが、その当時、日本の厚労省の診断基準には「メキシコ、カナダ、アメリカ合衆国から帰国した、38度5分以上の熱が云々」みたいなことが書いてありました。

さて、神戸市の開業医の先生が、旅行歴が全くない神戸高校の高校生に5月にインフルエンザが流行っているのを見つけて「おかしいな」と思い、保健所に調べるように頼みました。

保健所のほうは「これ、厚労省の診断基準を満たしてないですよ」って言ったんですが、その先生が諦めずに衛生研究所で調べてもらったら、これがビンゴ。やっぱり2009年の新型インフルエンザで、なんとこれが初めて国内で見つかった発生例でした。

今回も、厚労省は最初、「武漢への渡航歴がないと新型コロナと認めない」と言っていたのが、「国内でもやっぱりあるよね」「クルーズと関係ない感染もあるよね」とどんどん拡大解釈していった。基準から外れる人が実際にいて、見つけることができたから拡大解釈が始まるわけで、診断基準にがっちり寄り添ってる限りは新しい診断はできないんです。

ということは、これからも厚労省が立てる診断基準から外れるけれど、やっぱりコロナでした、という人が出てくる可能性があるわけですよ。

もちろん、コロナだとしてもあえて見逃す手だってあります。感染が疑われても元気なうちは「家で寝ててください」と判断してもいい。でも、厚労省がダイヤモンド・プリンセスでやったように、「あなたは診断基準によるとコロナじゃないから、自由に会社へ行ったり遊んだりしていいですよ」と言ったら、間違った判断になる。

イタリアがそうだったように、間違った判断のせいで1人の感染者から20人、30人と感染が拡がり、収集がつかなくなってからPCRが陽性になる、ということにもなってしまう。これでは「病気の後を追いかける」ことになってしまいます。

我々感染症のプロは「病気の後を追っかけてはダメだ」を鉄則にしています。我々は常に、病気の前にいないといけない。先手を打って、「こういうふうに拡がってくるだろうな」という予測をして、前もって病気の拡大をピシッと止める。これが感染症予防の鉄則です。

病気がワッと拡がってから、「病気はどこいった、病気はどこだ」って追っかけるのは、下手くそな医者がやることです。

我々は常に、病気の前にいないといけない。「ここにコロナの感染が何例ぐらい起きてるかもしれない」ということを、常に予測していないといけない。厚労省の基準を満たすか満たさないかをただチェックすることは、予測とはいいません。

日本の場合に大事になるのは、この予測をちゃんとやってるかどうかで、これはおそらく、全国全ての場所できちんとできているとは限りません。

日本では昔から、上からのファックスに従う習性が続いていて、「お上のお達しには服従」という奴隷根性が染み付いてる。そして逆に、いざというときは「私は厚労省の言うことを聞きましたよ」と言ってお上に責任を丸投げする無責任体質も備わっている。だから、判断ができない。

とはいえ、最近はそうでもなくなりましたけどね。例えば、安倍首相が「学校を休みましょう」と言ったときにも、休まない自治体が出てきたりしました。２００９年の新型インフルエンザのときはどこの地域も上意下達でしたけど、今は「うちはこういう方針でいきます」と言い出す地域もだんだん出てきています。

それでも旧態依然とした保健所も多く、「厚労省の基準を満たしてない」と言って検査を断るケースが相次いでいますから、日本ではこれが大きな不満のもとになっていますよね。

「ＰＣＲをどんどんやれ」ではないし、あるいは「意味がないからやるな」でもない。「この人はコロナに感染しているリスクが十分にある」、あるいは「ここでアウトブレイクの可能性を見逃したらやばい」。そういった判断を、保健所あるいは医療機関がその場その場でしっかりできていて、必要な人には必要な検査ができていて、アウトブレイクの可能性を見逃していないか。それをやった上で、自分たちの方針を正しく話し続けるリスクコミュニケーションが大切なんです。

グラフに数が書かれていない

もう一つ、危惧していることがあります。それは国内の感染対策でも、ダイヤモンド・プリンセスのときと同じように「対策はできている」という神話を自らが信じてしまい、それに沿うように事実を歪めてしまうことです。

「できてはいないことが分かっているけれど、できている振りをする」というのなら、政治的なステートメントとして一応理解はできます。ダイヤモンド・プリンセスでいうなら、もし下船させた後に「メディアには解放すると言ったけど、じつはこっそり14日間、健康監視をしましょうね」とやっていたというなら、評価は別にして理解はできる。

本音と建前を使い分けているうちはまだいいのですが、それをやっているうちに本音と建前がごちゃごちゃになってしまい、自分が何を信じてるのか分からなくなることってよくあるし、実際にダイヤモンド・プリンセスでも起こりました。

その意味で、専門家会議の尾身茂先生とかが出している「流行のピークの高さを下げて、増加のスピードを抑える」という「新型コロナウイルス対策のイメージ」について、ぼくは心配しています。

尾身先生たちは、「感染の拡大が急速に進むと医療提供体制が破綻《はたん》するから、流行を遅らせて、ピークの患者数の高さを少し下げて、こういうなだらかなカーブにしましょう。このピークを遅らせて山を低くするのが今の日本政府の目標です」みたいなことを、グラフを使って説明していますよね。

なるほど、その方針は理解できます。でも、よく見るとあのグラフはズルくて、縦軸つまり「患者数」にも、横軸つまり「時間」にも、肝心の「数」が書いてないのです。だからあれは、例えば「１００万人の患者さんが出たら医療が崩壊するから、50万人に減らしましょう。来月ピークがやって来るのを、３カ月後に延ばしましょう。そうして医療機関に余力があるうちに準備をして、ワクチンも作って対策をしましょう」というような、具体的な数値目標を伴ったプランではない。

要するに、あれはただの観念なんです。縦軸にも横軸にも何も書いていないんだから、ピークがどのくらいかは示さない、いつ来るのかも示さない、どれくらい遅らせればいいかも示さないし、遅らせたときに患者さんがどれくらい減るかも示さない。我々が医学論文に、縦軸にも横軸にも目盛りのないグラフなんて載せたら、即効で却下ですよ。「これ、何言ってんのか分かんないじゃん」という話になって、ただの空想だといわれてしまう。

これには二つの問題があります。一つ目の問題は、いま説明したことからも分かるように、ピークが来るのが1年後のことなのか20年後のことなのかも分からないし、100万人の話をしてるのか1000万人の話をしてるのかも分からないこと。ということは、今後日本で何が起きようとも、「ああ、これは全部想定内でしたよ」と言えてしまうことになります。「本来だと、もっとひどい状況になるはずだったのが、今まで我々が頑張ったからこうなったんです」と、何が起きようと言い抜けることができてしまいます。

ドイツでは、メルケル首相が「ドイツ人の6割ぐらいがコロナに感染する可能性がある」というかなり厳しいシナリオを発表しています。そうやって具体的な数字を出してもらえれば人口の6割が感染するといけないから、例えばこれを2割まで減らしましょう、という話を具体的なプランとして理解できる。

でも日本の場合は数字を全然出さないので、今後どんなに患者さんが増えても、どんなに死亡者が出ようとも、「いや、我々のシナリオ通りです」と言えば誰も否定できない。ズルいですよね。


もう一つは、もっと怖い問題です。

「こういうピークが出ないように、ピークを低くしましょう、遅らせましょう」という目標を立てたからには、現実のピークの高さを数値として把握する必要があります。

ところが、現在の日本では検査数をかなり押さえているので、この山がどれぐらいの高さになるか、じつは現実の数字が見えていません。

ダイヤモンド・プリンセスの対応でも起こったように、「こんなピークが起きてはいけない」という話が、「こんなピークは見たくない」という願望にすり替わってないか、という危惧を、ぼくはしています。

このピークを見ない方法は簡単。検査をしなければいい。

検査をしなければ、感染者は存在しない。だからピークは起きてない。ピークが起きてないってことは、ピークは起きなかった、我々の思った通りじゃないか。という話にならないか、とても心配なんです。ピークが起きないようにすることと、ピークを見なかったことにすることは全然違いますから。

それどころか、見て見ぬふりをして見逃された患者さんからどんどん他人に感染し続けて、もっと大きなピークがやって来てしまうことになる。

それと同じことが、多分イタリアで起きました。2020年3月中旬の時点で、イタリアは感染者の増加数が最も多い国です。それ以前に多くの感染者を出した中国では新規の感染者がほとんど出てないですし、韓国でも新規の感染者はだんだんと減りつつあります。完全にコントロールの外にあるのがイタリア、それからスペインで、すごい勢いで患者さんが増えています。

イタリアでは1日何百例とどんどん患者さんが増えているのですが、それは、いまさにウイルス感染がワッと拡がっているのでは、多分ありません。そうではなくて、1月ぐらいには感染者がワッと増えていた。報道によると、すでに2019年には感染が始まっていたのではないか、という説もあります。そのときに放置していたのを今になってようやく検査し出したらワッと陽性、次に検査したらまたワッと陽性……そんなことが毎日起きている、というのがぼくの予測です。コントロールできない状態まで感染が拡がった後になって、初めて介入をしたわけですね。

日本では、今は患者さんの数が割と抑えられている。それは多分事実だと思います。ですけど、これから起こる高いピークを見たくないから、見ないことにしようみたいな話になって、検査をあんまり抑えすぎると、とても危ない。イタリアと同じことが起きて、後でもっと大きなしっぺ返しが来てしまうでしょう。

だから、やっぱり現実を見据えることがすごく大事なのです。それがどんなに自分の予想したものと、あるいは期待したものと違う不都合な事実であったとしても、事実を見ることから逃げちゃダメなんです。自分の考えが正しくても、間違っていてもいいので、事実を見続けることが大事なんです。

専門家会議の人たちは、そこをちゃんとやってると思いますよ。でも、第三章でも見たように、官僚っていうのはすぐに願望と事実を取り違えて、自分が正しかったという物語にすがりつこうとする習性がある。

「事実なのかどうか」みたいなことが問題になると、「文書をなくした」とか「シュレッダーにかけた」とか言って、要は事実と意見があるときは事実のほうを曲げてしまって、データやファクトを尊重しないのが彼らの習い性になっている。だから危険なんです。

日本のフェイズが変わるとき

話を「日本の新型コロナ対策」に戻しましょう。

例えば、これから兵庫で医師の感染が見つかったとします、患者さんにも見つかって、その患者さんの家族からも見つかって、同じ街の人からも見つかって、みたいな感じで感染が拡がっていることが分かったとします。

そのときには地域の往来を完全にブロックして、周りに住んでる人全員をＰＣＲで検査して、といった形の集中的な対策、つまり韓国がやっているのと同じフェイズへと、対策を変えていく必要が出てきます。

先ほど、大阪・兵庫では感染者を完全には捕捉できていない可能性を指摘しましたが、そういう危機は日本全国どこにでもありうるので、中央政府はもちろん、各地域の保健所が共通の危機感を持って、一気にエネルギーをかけられるかどうかがすごく大事になってきます。

何より油断しないことが大切です。いまは押さえ込んでいる中国ですら、「押さえ込めた」と思って油断しちゃうと、そこでまたワッと増えてしまう可能性がある。

感染症の怖いところは、油断して対策の手を抜くとまた増えてしまうことです。

地震とか津波でも大変な被害は起こるけれど、来てしまえば終わりで、その後は終わったことに対する後始末をすればいい。

それが感染症の場合は「終わりかけたんだけど、油断したからまたやり直し」みたいになる可能性があるわけですよ。

日本はせっかく押さえ込みかけてるのだから、このままとことん押さえ込まないといけない。東京の屋形船の時や、和歌山の病院なんかではすごく上手な押さえ込みをしましたし、感染が拡がった初期、京都や奈良の患者さんからの感染はかなりうまく押さえ込みました。日本は局地戦では割とうまくやってるんです。

ただし、戦争と一緒で、局地戦をそれなりに勝っていても全体として負けてしまうということもある。だからこそ、全体で勝つためのグランドデザインが必要です。局地的な戦術を勝利に結びつけるために、全体の戦略でしくじらないことが大事です。

日本の場合は、最初の対策、いわゆる「プランA」を出すのはうまい。それゆえに、ここまでの対策は概ね正しい。でも失敗を認めるのがヘタクソですから、どこかで感染が爆発してしまったときに、それに合わせて対策のフェイズをピシッと変えていけるか、それが今後の肝になるでしょう。

中国のインパクト

新型コロナウイルスは、中国国内で何らかの動物から人間に感染したところから拡がったといわれています。感染のもとになった動物については、コウモリ説や爬虫類説などいろんな説が流れていますけど、今のところ分かっていません。

「足があるものは机以外、羽のあるものは飛行機以外」といわれるほど、中国にはいろんなものを食べる文化がありますよね。それもあって、中国社会ではいろんな動物と接触する機会が多い、ということは昔からいわれています。

それに加えて、現代における中国の経済大国化によって、感染症についても中国からのインパクトはより大きくなったと考えられます。端的に言うと、中国人がリッチになったので、中国から他の国に行く人がすごく増えたわけですよ。ヨーロッパ、アメリカ、日本、アフリカと、どこにでも中国から来た人がいますよね。

この非常に活発な活動が、中国国内の感染症をグローバルな感染症にしてしまうわけです。以前の貧しい中国であれば、外への移動も少ないから感染はこんなに拡がらなかったはずです。けれども現在の中国は、世界で一、二位を争う経済大国になりました。だからどの国でも中国との交易は盛んですし、リッチになった中国人が外国に頻繁に旅行するようになった。

「中国からの渡航を禁止すればよかったじゃないか」という話がよくありますが、おそらくそれは五十歩百歩の問題で、感染の拡がりを止めるインパクトは最終的にはあんまりなかったと思います。中国からの渡航をさっさと禁止したアメリカでも、コロナウイルスはすごく流行しています。渡航禁止をしたら一時しのぎにはなるかもしれないけれど、他の国を介して、結局人は入ってくるんです。

このウイルス感染を完全に免れた国、あるいは免れそうな国というのは今のところ存在しない。春節のときに中国人を入れなきゃよかった、みたいな話は、おそらくは程度問題で、問題が深刻化する時期が後ろにずれるだけだったと思います。

中国の新型コロナウイルスへの対応

今の中国政府は、地域の細かいところでは分かりませんが、現時点では中央政府の側は隠蔽はまずしてないと思います。

というのも、中国は2002年から2003年のSARSのときに痛い目に遭っています。SARSのときに、中国がデータをかなり隠したから、世界は中国で何が起こってるかを全然知ることができなかったんです。その結果、中国はすぐ隠蔽する、データを出してくれない、ウイルスの情報を教えてくれないし、ウイルスのサンプルも分けてくれない、といろんなことをすごく批判されてしまいました。

その後、中国はChina CDCを整備して、感染症対策はまず感染症のプロがやる、という体制をつくりました。

2011年に報告されたSFTS（Severe Fever with Thrombocytopenia Syndrome ＝重症熱性血小板減少症候群）というウイルス感染や、2013年に報告されたH7N9（鳥インフルエンザA）という新しいタイプのインフルエンザウイルスなど、その後も中国では新しい感染症がどんどん起きています。でも、今回の新型コロナウイルスの流行こそ防げませんでしたが、それ以前の感染症は、専門家がちゃんと対応することで押さえ込むことに成功し続けていました。

さらに、ＳＡＲＳのときに受けた批判への反省から、ＢＢＣなどで流れてくる中国の記者会見のときには、自分たちは情報の透明性・開示性を確保していることを必ずアピールしています。

このように患者さんの検査をします、こういう病院を作ります、この地域は閉鎖します、これらの対応の目標はこうです、というようなことを、かなりアピールしてます。ですから新型コロナウイルスへの初期対応の失敗もちゃんと認めましたし、習近平は武漢の幹部を更迭したりしています。

いま中国は世界一の経済大国になろうとしているわけですよ。経済大国としてアメリカに勝とうと思っている。

経済大国になるために一番大事なことは、外から信用されることです、信用されない国は商売が成り立たせられないですから。だからこそ習近平は一生懸命、「中国は信用できる国だ」ということを外に示そうとしている。そのときに一番やってはいけないことは、隠し事なんです。

「あいつは、ほんとは隠してるかもしれない」と思われてしまうと、当然ビジネスは成り立たなくなる。

昔の中国は「物が安い」ということだけでビジネスをやっていたけど、今は中国人の生活レベルも高くなりました。安さでいうならば、ベトナムやカンボジア、ラオスやミャンマーで作ったほうが安いわけです。

「中国製は安かろう悪かろう」で勝負できたのは昔の話で、今の中国は、スマホとか車とか、とにかく品質で勝負しようとしています。スマホなんて日本のものより全然売れているわけですよ。

だから、中国が今回のコロナウイルス問題を隠蔽することで得られる利得って、ほとんどないんですよ。

実際に世界は、中国のコロナ対策、そして情報公開への姿勢をかなり高く評価しています。実績としても2020年3月の時点で中国は新規の患者数をすごく減らしていますね。

2020年3月の時点で患者さんを押さえ込んでいると言われてる国は、中国、韓国とタイです。タイでも当初、50人ぐらい患者さんが出ましたけど、それ以降は全然増えていない。

まだ減る余地が見られないのが、日本、イラン、イタリア、フランス、スペイン、ドイツ、アメリカ、スイス、オランダ、イギリス、スウェーデン、ベルギー、ノルウェー、シンガポール、デンマーク、オーストラリア。香港でも増えています。つまり、多くの国は制圧できていない。

データがよく分からない国もあります。アフリカや南米には、感染者1人みたいな国が結構あって、ブラックボックスになっている。実際にはもっといるんじゃないかと思うのですが。

そこのところ、中国の感染者数はすでに8万人を超えてるわけですね。もう今さら、数を誤魔化してもしょうがないレベルでしょう。逆に言えば、8万を超えてなお誤魔化す合理性がない。

中国人はよくも悪くもめちゃくちゃ合理的です。損得勘定が強いから、自分たちの得にならないことはしない。彼らは根っからの商売人なんです。2003年頃にぼくも北京に1年いましたが、とにかく得することはやるけど損することはしない、ドライな気質を肌で感じました。もちろん一概には言えないですけど、全体としてそういう性質が根底にある。

日本には「損してでもやる」みたいなウェットなところがあるじゃないですか。それと比較すると中国はやっぱり、大陸的にも気候的にもドライだし、人間もドライなんですね。だから、データを隠す利得がない限りは、データを隠してもしょうがないと割り切ってしまう。もっとも、それは中国が全く隠し事をしない、という保証になってはいないのですが。例えば、人権問題など都合の悪いことにおいては容易に（経済的理由で）情報隠蔽してしまう可能性がある。ビジネスの阻害にならない限りにおいて。

裏返せば、多分中国は、自分たちがコロナを制圧できつつあり、日本ができていない状況を上手に利用しようともしますよね。損得勘定でしかモノを考えないので、得になることは何でもする人たちですから。

日本の「働きすぎ」問題

第二章でも説明した通り、新型コロナ対策として、実際にコロナかどうかに限らず風邪をひいたらすぐに休むことが大切です。自分がまず休むこと、そして家族や同僚が風邪をひいたらちゃんと休ませてあげることが大切ですが、そのためには、「休むことができるシステム」を整備しないといけない。

それは工夫すれば容易にできることなんですが、日本の社会では、工夫することそのものが悪とされることがあります。

東京医科大学での女性差別問題なんかが典型ですよね。「男性医師がこんなに頑張って仕事をしているのに、女性がそこに入ってやれるわけがない」といって、差別を起こすわけです。

でも世界的に見たら、じつは医師の数は女性のほうが多いのです。ということは、女性の医師のほうが多い国が圧倒的に多い。にもかかわらず日本では男性医師じゃないとやっていけないというのは、男女の能力の問題というより、単なるシステムの不備じゃゃないかって考えたほうがより合理的ですよ。

「男の医者は夜中まで頑張ってる」みたいな偉そうなことを言ってるけど、それは裏返すと、それって家で何もやってないって意味ですよね。単に奥さんにワンオペの家事を押し付けてるだけでしょ。

そういうマインドが当たり前のシステムだから、日本の医療ってものすごく無駄が多いのです。例えば、外来患者がとても多い。不必要なまでに多い。今でこそ、コロナ問題で不要な診療を避けましょうというようになって外来の患者数がすごく減っていますが、ひっくり返せばそれだけの減らせる余地があるほど、これまでは無駄が多かったんです。

必要ないのに外来の患者さんがどんどん入ってくる。「うちの外来は夜の10時までやってるんだ」って偉そうに言うお医者さんがよくいるんですが、つまりは看護師さんや事務の人もずっと付き合ってなきゃいけないってことですよね。

そんな時間まで続けないと外来が回らないとすると、オペレーションがそもそも間違ってるんじゃないか、という発想がないわけです。

本当は、患者さんを半分に減らして夕方の5時に終われるようなアポイントメントの取り方をするのが正しいやり方なんです。

アメリカの病院には「リフィル（＝再び満たす、補充）」というシステムがあります。これは何かというと、例えば高血圧の症状があるところで安定している患者さんは、同じ薬をずっと飲み続けるわけですが、日本ではその薬を処方してもらうためだけに外来に来るんですね。

アメリカでは「それって無駄じゃん」という話になって、薬局に行くと同じ処方箋で何回も同じ薬をくれるんです。

同じ薬を何年も飲み続けている患者さんなんてたくさんいるんですが、日本だと薬をもらうにも、必ず外来に行って医者に診察を受けて処方箋をもらわないと、薬をもらえない。これがアメリカだと、1回薬をもらって、症状が安定していれば同じ薬を何回でも薬局でもらえる。その都度病院に行かなくていいのです。

病院の待ち時間問題

話は変わりますが、インフルエンザの検査をしようとした医師がコロナウイルスに感染したことがきっかけになって、インフルエンザの検査をやめ、症状で判断するように日本医師会が指示したことを第一章で紹介しましたよね。

これは非常に大きなパラダイムシフトなんですが、今でも患者さんはインフルエンザだと思ったら検査するもんだって思い込んでますよね。

さらに、会社や学校によっては「証明書を出せ」とか言ってくる。そんなこと言っても、「インフルエンザではない証明」のほうはできっこないんです。検査が陰性でもインフルエンザかもしれないのだから。

「インフルエンザ陰性の証明書とか意味ない、あれは単に医者の書類仕事を増やしてるだけだ」ということが広く理解されるようになり、「というか、そもそも鼻水を出してるだけの人が病院へ行くのは意味ないんじゃない」と理解してもらえるところまでいければ、世界一多い日本の外来の患者さんはもっと減って、医者はもっと他の仕事ができるようになるのに。

よく「3時間待ちの3分診療」みたいな言葉で医者の診察が非難されますが、あれはたしかに半分は医者のせいですけど、半分は患者さんのせいですよ。患者さんが殺到するから3時間待ちになるのであって、来なくていい人が来なければ待ち時間は減るんだから。

あと「無駄な検査を減らす」など病院側にできることもありますが、「なんで俺がこんなに待たされるんだ」と言ってる、その患者さんが他の人の待ち時間の一部になっていることにも想像を及ばせたほうがいい。

だから待ち時間問題は、医者と患者の共犯がもたらした問題なんです。患者さんの「不安を解消したい」という欲望が、待ち時間という患者さんの苦労の原因になっているのです。

ちなみに、神戸大学病院は完全予約制にしていて、アポなしの受診は予約診察が全て終わるまで待ってもらっています。緊急事態は別ですけれどね。

11時に予約を取ってる人は11時に診るのが常識です。11時の予約なのに15時まで待たされるなんて、例えば美容院でそんなことをされたら二度と行きたくないですよね。世の中で、予約時間を破って待たせても平気な顔をしているのは病院だけですよ。

満員電車も無駄ですよね

都市部の人には、満員電車で感染が起こるんじゃないかと心配している人もいると思います。これまでのところ、電車での感染は言うほど起きていませんが、もちろん避けられるなら避けたほうがいいです。

そもそも、あんなものはみんなで工夫すれば回避できると思うんです。自宅でリモートワークで働けばいいし、電車に乗るのをやめて自宅の近くで働けばいい。都心で仕事をする人が多すぎるのが満員電車の原因なんだから、千葉の人は千葉で、埼玉の人は埼玉で働けばいいんですよ。通勤電車に乗らないでも、みんな仕事できるようにすればいいんです。

病院の待ち時間と一緒で、「周りにこんなに人がいて、感染が怖いな」と言ってる本人も満員電車の一部なんです。満員電車に乗っている全員が共犯関係にある。

それならば、満員電車が嫌なら満員電車に乗らなければいい。そのための工夫をすればいい。

他の国では満員電車なんてほとんど見ません。たとえ大都市であっても。ニューヨークのど真ん中でも、地下鉄が満員になるのなんてほとんど経験したことはありません。でもそこで、日本人の多くは「仕方ないんだ」と思考停止してしまう。同調圧力も、いじめも、過重労働も、「嫌だ」で終わってしまって、考えるのを途中でやめちゃうんですね。

でも、本当は仕方がなくなんてない。満員電車のない社会なんていっぱいあるんだから、回避する方法だってあるはずなんです。

「余裕を許さない」という病理

例えばアメリカで仕事をしていると、ちょっと体調が悪いと「今日は休むから」みたいな話になるわけですが、日本人は病気になっても休みません。ちょっと風邪をひいたぐらいで休むとは何事だ、頭が重いぐらいで休むとは何事だ、みたいな社会になっている。

職場もだいたい、人員的にギリギリな状態ですよね。本来は、いざというときのために余裕を持たせておくべきなんですよ。11人だけのサッカーチームなんてないでしょう？　誰かが怪我したり病気になったときのために、常にサブのメンバーを用意して、30人ぐらいのチームをつくっておくわけですよね。

ところが日本の会社・日本の社会というのは、だいたいがギリギリで回しているから、一人欠けたら大ダメージになる。その結果、「絶対に休むな」みたいな感じになってるわけですよ。これは病院もそうです。ギリギリのところで仕事を回らせて、「遊び」がない。当然、いざというときの欠損に弱い。

アリの世界には「働いているアリと遊んでるアリがいる」ってよくいわれますけど、「遊んでいるアリがいる社会」こそが、じつは正しい社会なんです。みんなが働いていて、ギリギリのところで歯を食いしばってないと維持できない社会って危ういですよ。

そういう中で休ませない、休めない、休みたくない、休まない、のような雰囲気ができてしまうと、今回のコロナウイルスに感染して罹り始めの軽い症状が出ても、ついつい頑張って出社してしまう。そして周りに感染を拡げてしまう。

感染が拡がったのが会社であれば、出社禁止になる。保育園であれば、保育園が閉園になる。保育園が閉じられてしまうと、今度はそこにお子さんを預けていたお父さんお母さんが働けなくなる、と被害がどんどん拡がっていきます。

2020年3月下旬の段階で兵庫県では感染者が増えていますが、そのクラスターははっきりと分かっています。大阪のライブハウス、精神科の病院、デイケア、保育所、そして地域の基幹病院。この5つです。こうやって並べてみると、一番やられてはいけないところばかりがやられたちゃったんですね。

病院がやられると、病院に関係する濃厚接触者がみんな休むことになる。基幹病院がやられたということは、医者や看護師が大勢いなくなるわけです。精神科やデイケアも同様です。

本来なら、そういう施設こそ休めるような構造を持っていないといけない。「休めるような構造」というのは、要するに、みんなが余裕を持って働ける構造ということです。でも、「みんなが余裕を持って働く」状況をそもそも文化的に許容できないのが日本社会なんです。みんなが笑顔で、仕事に余裕を持って、夕方になったら帰ろうね、というのが許せない。どちらかというと、歯を食いしばってないといけないみたいな文化がありますよね。

最近こそ、働き方改革などで変わりつつありますけど、昭和の世代には、「仕事とは、ギリギリのところでやるのが当然だ」と思っている人も多い。裏返すと、家のことは奥さんに任せておけばいいという発想ですよね。配偶者たちが働きに出て、みんなで重荷を分かち合ってみんなで楽になろう、という発想がない。

かく言うぼく自身、若い頃はすごく昔気質で、「一年365日病院に居続けるのが正しい医者だ」と思っていました。当時は、診療時間外の当直の後でそのまま外来を担当していたりしました。

ぼくが考え方を変えたのは、血中のカリウム濃度が高い患者さんを診たときの失敗がきっかけです。

カリウムが高すぎると、心臓が止まって死んでしまうんですね。だからその患者さんには、本来ならカリウムを下げる薬を出さないといけない。

ところが全然寝てなくて意識が朦朧《もうろう》としていたぼくは「あ、カリウムが高い患者さんがいる」みたいに思って、あろうことかカリウムを処方してしまったんですよ。カリウムの錠剤を飲むと、当たり前ですが血中のカリウム濃度はもっと高くなります。

ふっ、と気がついて、「あれ、今なんか俺、変なことをしなかったか」とカルテを見直したら、「カリウムが高い。だからカリウムを処方」みたいなことが書いてあるわけです。あ、やばいと思って、すぐに患者さんに戻ってきてもらって謝って、今度はちゃんとカリウムを下げる薬を出しました。

正常な精神の持ち主だったら「カリウムが高いからカリウム」なんてありえない。こんなの小学生だって間違えませんよ。

でも、一晩寝てない医者の脳って、酔っぱらいの脳と同じぐらいの機能しかない、という調査結果があるんですね。要は当時のぼくは酔っぱらってるのと同じような状態で外来をやっていたわけで、とても危険です。

このことがきっかけになって、ぼくは態度を入れ替えました。普通「態度を入れ替える」というと「もっと真面目に働く」ことを意味しますけど、逆に「もっと休まなきゃだめだ」と態度を入れ替えたんです。休養を取って、睡眠を取って、精神的に健全な状況じゃないとまともに働けないことが、そのときにやっと分かったんです。

だから現在、ぼくのチームでは必ず余裕を持つことにしています。そして「みんなが同じであるという幻想を、まず捨てるべきだ」と言い続けていて、ハンデキャップがあるなしにかかわらず、どんな人でも一応採用する形にしています。

世の中にはいろんな人がいますよね。子育て中だとか、介護中だとか、持病を持っていて長時間は働けないとか。そういうのは全部認める。その上で各人のベストを尽くせばいいことにしているんです。

最初のうちは大変でした。独身の若い男性の医師なんかはまだ分かっていないから、「あの人は、子供が病気だとかいって今日も仕事を休んでる」みたいなことを言うわけですよ。だけど、病院で一人で働いてるのと、子供が喘息の発作とかを起こして、寝不足のまま夜中に救急病院に連れてって看病するのとどっちが辛いかっていったら、後者のほうが辛いに決まってますよね。

このカルチャーを変えるのに何年もかかりましたけど、今は「多様性を認める」「みんなが同じであるという幻想を捨てる」「みんなが違っていることを認めて、初めて全員が楽になれる」という方針で、ちゃんとやれています。

これができないと、とにかくギリギリまで頑張るという発想になるし、疲れてイライラするから議論ができないし、まともな改善もできない。そして同じ失敗がずっと続くようになるわけです。

日本の社会にはまだまだ、「楽になることは悪いことだ」という倫理観が染みついています。医療の世界なんかもどっぷり浸かっていますよ。

だから今回の新型コロナウイルスは、ギリギリまで頑張る倫理観が蔓延している日本の社会に非常にフィットした、拡がりやすいウイルス感染だと思います。

と言うのなら、だったらなんでイタリアで流行るんだ、という話になりますよね。イタリアの人たちって、そんなに歯を食いしばってるふうに見えないですから。握手やハグの習慣のせいだというのは、証明はされていませんが、よくいわれてる仮説ですね。「感染症が流行する要素」も単体なものではなく、複合的なのです。

いずれにせよ、欧米にはやっぱり油断があったのでしょう。「中国で起きてる問題だから、関係ない」と思っていたし、ひどい人になると「あれは中国人の病気だぞ」と人種差別の道具に使っていたりもした。

でも、どこの地域にも、地域なりの病原体がいるわけです。例えば日本脳炎は日本にいますし、エボラはアフリカのウイルスですし、アメリカ合衆国には今でも狂犬病のウイルスもペストもいます。

先日、北京でペストが見つかって、日本でも「中国からの入国を禁止しよう」みたいなことを言った人がいましたけど、何のことはない、アメリカ合衆国でも毎年ペストが出ているんです。だから「北京でペストが出た」という理由で中国人の渡航を禁止にするんだったら、アメリカ人も渡航禁止にすべきなんですよ。人種差別のデマを流すために、事実をちゃんと見てないいんですね。

パニックに乗っかる日本

感染症パニックが起こったとき、情報の出し方というのはすごく難しい問題です。「このライブハウスで感染者が出た」みたいな情報は、患者さんを診るためにも医療従事者には公開したほうがいいと思いますが、一般に公開することで利益がどれくらいあるのかはちゃんと見積もっておいたほうがいい。少なくとも、感染者の自宅の住所なんかは出さないほうがいいと思います。家の周りにリスクはほとんどありませんから。

これは新型コロナウイルスに限った話ではなく、感染症が流行したときに毎回起こる問題で、本当に悩ましいです。海外でもいつも起こっている問題です。アメリカなんかもすぐにヒステリーを起こしますからね。エボラのときは、感染者が乗った地下鉄の電車が何番で、みたいな情報を全部晒して大パニックになりました。

アメリカ社会はとてもパニックに弱くて、今回のコロナでは、マスクやトイレットペーパーの買い占めが、案の定アメリカでも起こりました。あんなばかばかしいことが起こるのは日本だけかと思ったら、やっぱりアメリカもやりましたね。

ぼくは2001年にアメリカにいたんですが、そのときにも、まあパニックに弱い国だと思いましたね。あの年は9・11のアメリカ同時多発テロ事件が起きて、さらに炭疽菌によるテロ事件が起きました。「イラクに大量破壊兵器が」みたいな根拠のない話がメディアに載っかって、ジョージ・W・ブッシュの支持率が90%以上になって、「とにかくイラクに戦争を仕掛けよう」ってみんなが言ってましたよ。

「大量破壊兵器なんて根拠ないじゃん」と指摘すると、「何言ってんだ、戦争しかないだろ。イラクは悪いんだから」みたいな感じで、みんなパニックになっていた。

結局「大量破壊兵器なんか見つかりませんでした」という話になった後で、「ブッシュが悪かった」とか「CIAも悪かった」みたいなことをしたり顔で言い出すわけですよ。国民みんな支持してたじゃん、自分たちもパニクってたのに、よう言うわ、とぼくは思ってましたけど。

アメリカは、一度パニックになったときの同調圧力はものすごく強いし、しかもそのときには平気で差別や迫害が起きます。２００1年のときはイスラム圏の人に対してものすごい差別感情が起きて、それこそ一緒のバスに乗ったりしたら「炭疽菌をばら撒くんじゃないか」などと言われて、ひどかったですよ。アメリカは人種差別を平気でやる社会ですし、だからこそ、差別対策をしっかりしているわけですね。

アメリカだけでなくてヨーロッパも同様です。今回のコロナでは、ヨーロッパでも中国人とかが相当差別されて大変だったり、アフリカのケニアでも中国人が迫害を受けているとＢＢＣで報道されていました。パニックに弱いのは日本だけじゃなくて、全世界どこの国もそうなんです。

パニックが起こると人々が群集化して、トイレットペーパーを買い占めたり、差別、迫害をし始める。そこは世界共通なんですけど、日本の一番いけないのは、政府がそこに乗っちゃうところです。

アメリカのＣＤＣは、買い占めが起こったときにも必ず「マスクは意味ありませんよ」と言い続けるんです。「それは科学的には正しくない。ちゃんと手指消毒をしましょう」とか「パニックになってもしょうがないですよ」とか「中国人を差別しちゃだめですよ」ということを、ちゃんと言うんです。

ところが日本政府は「みんながパニックになってるから、じゃあマスクを増産しましょう」と、科学的な正しさを無視してパニックに乗っちゃうんですよね。みんなの欲望に合わせてしまう。

みんながパニックになって騒いでいるときには、政府の上にいる人たちが「まあまあちょっと待って。それは違うよ」とやるのが国の本来のあるべき姿なのに、上までそれに乗っかっちゃう。

子宮頸がんワクチンの問題なんかは典型的ですよ。子宮頸がんワクチンを打てば子宮頸がんは防げる、患者も減るし、死亡者も減る、安全性も十分に確保できている。これについて、科学的データはもう十分あるんです。

ところが巷では「怖い」「危ない」「副作用の被害者が怒ってる」という状況があった。そのときに厚労省は、説得するでも議論するでもなく、「じゃあ打つのやめましょう」って言っちゃったんですね。

「定期接種だけど、接触的な勧奨は差し控えてるだけだ」とか訳の分からない言い方で言い抜けはしていますが、要は「打つな」って言っちゃったんです。あれこそまさに

「東大話法」ですね。

科学的には安全性は確保されているのに、みんなが納得してないから、打たない。「みんなの納得」というのは、「同調圧力」とか「空気」とかの同義語ですね。要は、「正しいか、間違ってるか」よりも、「みんなが同調しているか」で物事を決める。日本では政府が率先してそれをやるんです。

小・中・高等学校を休校にしたのも、科学的な根拠もないから専門家会議はべつに推奨してなかったのに、「それではみんなが納得してくれない」から、政治的判断でやったわけですよね。

パニックは世界中で起きる、間違いも世界中で起きる。けれどもそこで、上がパニックに乗っかっちゃうのが、日本の特徴なんですよ。本来は「そこはパニックじゃないでしょ」「トイレットペーパーを買うのはおかしいでしょ」と言い続けるのが国の役割なのに。

全体主義に抗う

同調圧力が極まると、全体主義に行き着きます。これは日本だけの話じゃなくて、世界のどの国にも全体主義に転ぶリスクは常にあるんです。

ぼくはダイヤモンド・プリンセスのときに、結果的には日本を批判するという形になったので、そのせいで左翼扱いされています。日本って不思議な場所で、日本を批判すると左翼、日本を褒めると右翼扱いされますよね。本来は違うのですが、この国では一応、そういうふうに言葉が使われる形になっています。

でも本当は、右翼も左翼もどちらも良くない。ヒトラーもスターリンも毛沢東もポル・ポトも、みんな危険です。右も左も関係なく、全体主義、言い換えると多様性を認めないことが、とても危ういんです。「合わない人は排除する」という論理は、行き着くと彼らがやったような虐殺に結び付く。

ダイヤモンド・プリンセスでぼくに起こったことは、典型的な全体主義でした。違う意見を認めないで、排除する。しかも追い出した人は、「みんな頑張ってるのに和を乱す奴がおかしい。自分たちは正しいことをやったんだ」と思ってるわけです。それが一番危うい。

正しいことをやってると信じている全体主義ほど、恐ろしいものはないですよ。例えば相模原の障害者施設での虐殺でもそうだし、東京医科大学などで起こった入試での女性差別もそうだし、とにかく「調和を乱す人は排除する」という論理が正当化されると、何でもありになってしまう。極めて危険です。

だから正しいかどうかとは関係なく、多様性は保持することこそが大事なのです。たとえ間違った意見だったとしても、多様性を保持しないとダメなんです。

その意見がどんなに荒唐無稽であろうと、その意見があるということだけは認めるという原則が守られないと、危ない。「俺はおまえの意見が間違ってると思うから、排除」という社会は、極めて危ない。多様な意見があることそのものは、絶対に否定してはいけません。

例えば上昌広先生がテレビのワイドショーに出て「ＰＣＲをどんどんやるべきだ」って言ってますよね。あれに対して、医療界は結構、袋叩きモードになっています。「あの人は感染症の専門家でもないくせに、勝手なことを言って」みたいな人格攻撃をし出していますが、あれはあれで良くない。

ここまでに説明してきたとおり、ぼくも上先生の意見には賛成しませんけれど、だったらそれはそれとして、意見を言う権利はちゃんと認めて、「そこはこういうふうに間違ってますよ」と反応すればいいだけなんです。

そこのところ、医療界はすぐに「上とかいう人間は、けしからん」みたいな話に持っていってしまう。ぼく自身の業界が排除型、全体主義的なところだから、まずは自分の業界から直していくべきですね。

議論に対しては、議論で対応するべき。その上で「これはいい」「悪い」というのはいくらでもやっていいし、やるべきなんだけど、「あいつが許せない」とか「排除しろ」みたいな話に持っていくのは、極めて危険です。科学を守るという意味でも、社会を守るという意味でも、この風潮には絶対に抗わないといけない。

信頼できる情報源は?

はじめにお伝えしたように、新型コロナウイルス対策の第一歩は、信頼できる情報を集めることです。

入門編として、まずぼくがお薦めするのは、厚生労働省のウェブサイトです。厚労省が発信している情報はそんなに間違っていませんから、情報を集めるときにはそこから始めて、そこから応用として関連する学会などのページを見ればいいでしょう。

逆に、一番間違っている可能性が高いのはテレビです。

YouTubeも玉石混淆ですけど、基本的には間違っている情報が多い。ぼくが動画をアップしたときにも、隣に出てくるオススメ動画の内容はほぼ間違いでした。ちゃんとしたことを語ってる人ももちろんいるんでしょうけど、確率としては外れている可能性が高いので、YouTubeは避けたほうがいいでしょう。

ソーシャルメディアは、Twitterにしても Facebookにしても玉石混淆なので、どれを信じてどれを信じないかの判断はなかなか難しい。

とはいえ、少なくとも感染症に関して言うならば、感染症の専門家のツイートのほうが、そうじゃない人よりも信頼できるとは思います。

ぼくのTwitterアカウントにも、疑問に思ったことはぜひ質問してくださいね。「恥ずかしくて聞けない」みたいな素朴な疑問こそ案外みんな知らなくて、ためになることが多いんですよ。

上級編としてお薦めすると、海外のメディアはちゃんと見るべきだと思います。

ぼくがよく追いかけてるのは、ＢＢＣ、ＣＮＮ、ニューヨークタイムズ、ワシントンポスト、ル・モンド、それとスペインのエル・パイスなど。中国の情報を得るために人民日報も読んでいます。

ぼくは一応、英語のメディアはほぼ苦痛なく読めますし、フランス語、スペイン語、ドイツ語、イタリア語、中国語の記事はまあまあ読んだり、ポッドキャストでニュースを聞けます。ロシア語もちょっとは読めますから、それぞれ活用しています。

今はインターネットの翻訳機能があるから、情報は得やすくなりましたね。

海外のメディアは明らかに日本よりレベルが高いです。もちろん失敗もあるから完璧とは言わないまでも、ＢＢＣやニューヨークタイムズとかを見ていると、明らかに日本のテレビや雑誌、新聞を見るよりも情報の妥当性が高い。可能な人はそこまで調べるのがお薦めです。

メディアもそうですが、各国のＣＤＣのウェブサイトも大変役立ちます。

もっとレベルが高い情報を集めたいのなら医学雑誌を読んでみましょう。The New

England Journal of Medicine とか The Lancet などの学術誌にはすごくきちんとした論文が掲載されています。専門家でもないのにそこまでやるか、という気もしますが、お暇な方は調べてみてもいいかと。

（参考までに、私がお薦めするサイトのＱＲコードを次頁に掲載します）

厚生労働省　https://www.mhlw.go.jp/
筆者 Twitter アカウント　https://twitter.com/georgebest1969
ＢＢＣ（日本語ページ）　https://www.bbc.com/japanese
ニューヨークタイムズ（英語）　https://www.nytimes.com/
アメリカＣＤＣ（英語）　https://www.cdc.gov/
ＥＵ　ＣＤＣ（英語）　https://www.ecdc.europa.eu/
中国ＣＤＣ（英語）　http://www.chinacdc.cn/en/
韓国ＣＤＣ（英語）　https://www.cdc.go.kr/cdc_eng/

参考メディアのQRコード

筆者 Twitter アカウント

厚生労働省

ニューヨークタイムズ
（英語）

BBC
（日本語ページ）

EU CDC
（英語）

アメリカ CDC
（英語）

韓国 CDC
（英語）

中国 CDC
（英語）

第五章

どんな感染症にも
向き合える
心構えとは

新型コロナウイルスと向き合うのに必要な知識や、感染症の基本的な考え方、実際の対策法を説明してきました。

ここからは、感染症に対峙するための心構えについて、ぼくが思っていることをお話ししていきます。

「安心」を求めない

感染症と向き合う上でまず大切になるのは、「安心を求めない」ということです。

よく「安全・安心」とひとまとめにした言い方がされますが、この「安全・安心」というのは間違ったコンセプトです。ぼくの知る限り他の国には、英語圏にもフランス語圏にもスペイン語圏にも、「安全・安心」という言い方はありません。というか、そもそも「安心」という言葉がないのです。

「安全」ならあります。英語ならsafetyとかsecurityが、安全に相当するコンセプトです。

では「安心」って、英語でどう表現すればいいのか。あえて言えば〝peaceful state of mind（精神の平和）〟とか〝free from concerns（心配からの解放）〟みたいな言い方になるでしょうか。

「安全」は、現実に存在しています。「ここにある危険を取り除けば、安全になる」みたいに、リスクマネジメントをきっちりやることで危険性が除去、あるいは低減された状態を、ぼくたちは「安全」と呼んでいます。

それでは一方の「安心」とは何でしょうか。これは、現実に存在する「安全」に加えた、追加的な概念です。対策を行った結果生まれた「安全」からは外れたところに、もう一つ「安心」という概念があるのです。

だとしたら、例えば「交通事故を防止するために、こういう手段を取りました」といって生まれた「安全」に加えて、「さらに安心のために何かをします」というとき、その「安心」って一体何なんでしょうか。

そこに存在するのは、「安心したい」という願望なんです。「大丈夫だと信じたい」という欲望なんです。安心とは、願望、欲望にすぎない。だから実在しないのです。リアリティとは離れたところで、もうひと押し。「何か気分を良くしてください」ということなんです。

ぼくに言わせると、安心は麻薬みたいなものです。

何かの病気に罹っているときは、本来は病気を治さないといけません。そのためにはいろんな治療が必要でしょう。

だけど、「私はもう、とにかく安心したいんだ」というときはどうするか。麻薬を打てばいいんですよ。そうすると、病気の痛みは消える。本人からすれば「ああよかった、痛みがなくなった」と思える。でも、病気はどんどん進行していくわけです。

本来は「安全」を目指して、しっかり治療して病気を治すことが大切です。治療には時間がかかるかもしれないけれど、病気が治れば痛みもなくなる。

しかし「安心」という間違った概念を求めると、つまり現実に存在するリスクをほったらかしにして気分だけ良くしようとすると、病気はどんどん進行していきます。もちろん、実際の臨床現場では鎮痛そのものにも大きな意味はあります。が、それが「もとの病気を看過し、無視するため」に行われるのは困ります。そもそも、人間には痛覚があるからこそ怪我や病気の危険を素早く察知できるのですから。

新型コロナウイルスの場合はマスクもそうですね。マスクをしてもウイルス感染は防げない。専門家は「やるだけ無駄だ」と言ってるのに、無駄だと分かっていても「何かこれをやっとくと安心する」から、みんなマスクを求める。で、そのために病院からマスクが消えて、かえってリスクが増えることになる。だから、安心を求めてはいけない。「安心なんて幻想だ」ということをしっかり理解することが大切になります。

求めるべきは、安全だけです。「こうやったら感染は防げる」「こうやったら防げない」という線引きをちゃんとして、その通りに行動する。やるべきことはそれだけなんですよ。

不安に思うべきところは、不安なままでいいんです。不安にならなきゃいけないシチュエーションで麻薬を打って安心したら、より危険になるんです。

東日本大震災以前、多くの人が「原発は安全だ」と思っていましたよね。恥ずかしながらぼくもその一人でした。でも、その「安全」は、客観的なデータを見て「なるほど、これなら安全だ」と評価していたわけじゃなかったですよね。テレビＣＭか何かで有名人が「原発はクリーンなエネルギーです」と言うのを聞いて、雰囲気だけで気分がよくなって、根拠もなく「安心」していただけです。事実を見ていなかったし、その結果、あの事故を防げなかった。「安心」って、危ないんですよ。

「勇気」と「愚行」を履き違えない

不安に耐えられないから、人は安心を求め、リアリティから離れていきます。

それでは不安に耐えるために大事なものは何かというと、それは「勇気」です。

勇気とは、事実を直視できることです。目隠しをして「さあ、走れ」というのは勇気とは言わない。それはただの、飛んで火に入る夏の虫。火に入っていく虫のことを「勇気がある」とはいわない。あれは愚かなだけです。

勘違いする人が多いですが、ヤケになって荒っぽいことをやるのは、勇気じゃない。事実を直視して、そこから逃げないことを勇気と呼ぶのです。だから、事実を直視しない勇気はあり得ない。

ダイヤモンド・プリンセスでは、背広を着て、ウイルスには無力なサージカルマスクを着けた人たちが一斉に入って、副大臣やら、自民党の議員やら、厚労省の課長クラスやらの重鎮が全員集まって、あの中で喧々諤々の議論をしていました。

あれは勇気とはいわない。あれはただの愚かな行為、いわばバンザイ・アタックですよ。

しかも、あの人たちの中から感染者が出たら……まあ出たんですけど……、周りの人たちをみんな濃厚接触者として、2週間隔離して健康監視をしなくてはいけなくなる。日本を動かさなくてはいけない一番優秀なエリート官僚たちが、集団でみんな機能停止を起こしてしまうんですよ。もう、最悪としか言いようがない。

だから本当は、背広を着た人は船に入っちゃダメだったんです。それなのに「俺が陣頭指揮を執ってやる」みたいにワーッと入って、飛んで火に入る夏の虫で感染してしまった。

あんなものは勇気とはいわない。なぜなら勇気というのは、「事実を見据えた上で、それでもやる」ということだからです。

「こういうのがリスクなんだ」というのがちゃんと分かっている人が船の中に入っていくのは勇気です。

でも、そういう人は、自分が感染しないためにできうる限りの安全策を取る。なぜなら、感染するのが怖いからですよね。

その「怖い」ことを自覚できることが、勇気なんです。怖さを自覚できないとき、それは勇気とはいわないんです。それは単なるバンザイ・アタック。痛み止めを打って走っているだけです。

「ぶれる」ことを許容する

人間は感情の動物です。だからパニックにも陥るし、ヒステリックにもなる。トイレットペーパーだって買い占めたくもなる。

ぼくは、トイレットペーパーを買い占めることは間違ってると思うけれど、それを愚かだとは思わない。間違ってるかどうかと、それを嘲りや罵倒の対象にしていいかどうかは、また別の問題ですよ。

人間は、そもそも間違えるものです。だから、間違えることそのものはどうってことないし、「間違えない人」がいるとすれば、認識そのものがかなり危ない。「自分は間違ってない」と思った瞬間、その人は大きく間違えてるんですよ。

逆説的ですけど、「自分は間違えてるかもしれない、パニックになっているかもしれない」という、自分に対する健全な猜疑心《さいぎしん》を保ち続けている人のほうが間違えにくいんです。

ダイヤモンド・プリンセスで起こったのは、「自分たちは間違えてない」という確信を持ってしまったがゆえの間違いでした。例えば、二次感染が起きたなら、二次感染が起きたことを認めてしまえばよかった。そうせずに「起きてない」という物語にしがみついてしまったことこそが最大の問題だったわけですね

だから、間違えることそのものよりも、「自分は間違えない」という発想のほうが、はるかに危ない。

だからこそ、ぼくたちはもっと間違いに寛容であるべきです。ちょっとヘマしたっていいじゃないですか。

孫正義さんが「もっとPCRをできるようにしよう」と言ったときに、「それはやめてくれ」と方々から声が上がったので、孫さんはすぐに「やっぱりやめます」って言いましたよね。あれを見てぼくは「孫さんって、さすがだな」と思いました。自分が間違ったと思ったら撤退することができるって、あの人はやっぱり、只者じゃない、偉い人だと思いました。

だから、間違えることは大した問題じゃない。それよりも、自分の間違いをすぐに認めて前言撤回できる、朝令暮改できることが大事なんです。

徹頭徹尾、首尾一貫して常に言うことが変わらない、「ぶれない人」こそが怖い。「ぶれる」のはいいことなんですよ。だって、この新型コロナウイルスって、誰も経験したことがない未曾有の体験ゾーンなわけですよ。未経験なものに対してはぶれないというほうがどうかしている。

新しい情報が入ってきたら、「それは知らなかった」と言って方向を変えるのが当然です。ぼくも今回、フェイクの情報をシェアしてしまったことがありました。イタリアで高齢者の方には人工呼吸器を使わない、という報道を真に受けてしまってリツイートしたのです。でも、デマだと分かったらすぐに謝って取り消しました。これだけ情報が氾濫していたら、裏を取れずに間違えることだってありますよ。だからこそ、自分の間違いが分かったら素直に認めて、すぐに方向転換することが大事です。

間違いは大した問題じゃない。だからこそ寛容であること、そして自分に関係のないことはほっとくことが大切です。芸能人が覚醒剤を使っても、ほっとく。それは警察が何とかしてくれることで、自分が怒る話じゃない。

子供が公園で遊んでてもほっとく。それで自分にウイルスが撒き散らされるわけじゃない。怖かったら近づかなければいい。「外で遊ばせる親はけしからん」とか言わない。世の中にはいろんな人がいるので、ほっときゃいいんですよ。自分に実害があるときだけは不寛容になる。

でも、ぼくが言う「寛容である」には唯一の例外があります。不寛容に対しては、絶対に不寛容であるべきです。「あの人は黒人を差別してるけど、別に知らん」とか、「あの子がいじめられてるけど、別に知らん」みたいな態度、つまり不寛容に対しても寛容な態度を取ると、それは差別主義になってしまいます。

知性を信頼する

日本社会では、ぼくたち専門家は「派閥」として使われてしまうことがとても多いのです。典型的にいうと「自民党側か野党側か」とか、「厚労省シンパか厚労省アンチか」みたいな、つまり道具として使われてしまうんですね。

専門家の持っている本当に大事なものは知識そのものなのに、専門知に対する軽蔑があるから、専門家は単に利用する道具にすぎないと思われてしまっています。

専門知に対するリスペクトのなさから、例えば大学の予算がどんどんカットされる事態にもなっているし、学問をするとか専門性があるということはどうでもええんや、みたいな空気にもなっています。

この知性に対する軽視、言い換えるならば反知性主義は、日本独特の現象ではなく、むしろ世界中、例えばアメリカのような国でも強く起きている現象です。

反知性主義は「知性があるのは悪いことだ」、あるいは「知性はヒューマニティーの敵だ」という印象を拡げようとします。その結果「メガネをクイッとやってる、血も涙もないサイエンティスト」みたいなのが知性のイメージになっている。

でも、知性を排除してしまうと、跡にはアンチヒューマニズムしか残らない。それが理解されていないことが、とても大きな問題なんです。

かつて、ハンセン病の患者さんが療養所に隔離されていた時代がありました。あのときに患者さんたちを隔離したものは知性ではなく、情動でした。

ハンセン病を起こすマイコバクテリウム・レプラエ、すなわちらい菌は、他人に感染することなんてほとんどないのです。だから隔離なんかする必要は全くない。知性はそう言います。

でも、らい菌は温度が低いところに行くので、指の先や鼻や耳に集まります。そうするとそこが病変をつくって、指がもげたり顔の形が変わったりするわけです。そういう人たちを嫌ってみんなが差別する。松本清張原作の『砂の器』という映画が描いたように、村から追い出して、コミュニティから排除する。

そして、排除を正当化するために療養所を作って隔離したわけです。医学的に感染を防止するために隔離するんだっていうわけですけど、本当は感染なんか防止していなかった。

一方、結核という怖い病気があります。結核菌は空気感染しますから、ハンセン病なんかよりずっと感染性が高い。

一方で、結核の患者さんって、見た目は全然非感染者と変わらない。いや、体重が減って、貧血で顔が青白くなって、むしろ見た目が良くなったりする。だから、宮崎駿監督の『風立ちぬ』やトーマス・マンの『魔の山』なんかが典型ですが、結核文学にはたいてい美しい人ばかりしか登場しません。

結核は見た目きれいだけれども感染力は強いから、科学的には隔離しなくてはいけない。だけど、人々が科学ではなくて情動で動いたから、ハンセン病の患者さんは歴史的に疎外の対象になり、結核の患者さんは近年に至るまで隔離されてこなかった。

自分の気持ち、人間の感情が正しいという根拠はどこにもないから、感情任せに倫理をつくると失敗するし、アンチヒューマニズムになって、根拠もなく人を差別したり疎外したりする。そこを理解しないといけない。

感染症の世界では、そのような歴史が何度も繰り返されてきました。ペストのときもそうだったし、結核でもそうだったし、ハンセン病もそうだったし、エイズのときもそうだった。感染症はずっと、差別の正当化のために利用されてきたわけです。

「エイズの患者さんがいようが、コミュニティは全然困らない」というのが科学の言うことなんだけど、人間の情動は「そんな人はここにいてもらっては困る」と言わせたがる。そして情動を正当化するために、反知性的な「万が一、何かがあったらどうするんだ！」みたいなことを言うわけです。

知性に対する信頼があるからこそ、ヒューマニティーに対する信頼の土台が生まれるのであって、知性を軽視、軽蔑しているところに、真のヒューマニティーはありえない。

そして、知性に対する信頼があってこそのヒューマニティーだということが理解できれば、専門知を軽蔑するなんて、絶対にありえないことなんです。

考え続ける

知性に対する信頼というのは、いわゆるエリート主義とは違います。

「学校のせいで勉強が嫌いになった」みたいな人は多いと思います。

それでは日本の学校制度の何が問題かというと、「時間をかける」ことを許さないんですよ。

多くの落ちこぼれがなぜ落ちこぼれるかというと、頭が悪いからではない。一学期はこれ、二学期はこれ、三学期はこれ、という学習指導要領に則って授業をしないといけなくて、理解する途中でぶった切られるから、落ちこぼれさせられるんです。「俺、まだ分かってないんだけど」と思っているところで「はい、次へ行きましょう」となるから分からなくなる、分からなくなるから諦めてしまい、「俺は頭が悪い」と思って、落ちこぼれてしまう。

本当はできるようになるまで、時間をかけて待ってあげればいいんです。

偏差値の高い大学に行くために、塾などでは学習のスピードを速めますよね。高校1、2年の段階で、もう3年生の分まで終わらせていて、3年になる前に受験勉強を始める。日本では受験で勝つためにはスピードが速いことが一番。言ってみれば「スピード主義」なんです。

スピード主義とは、言い換えると早熟ということでもあります。大学入試がゴールなので、そこまでに速く巻き上げた人が勝つ、巻き上げられない人は負ける。そういう考え方をして18歳で人生がアガってしまうわけです。

でも、ぼくはその考え方に与しません。たしかに理解にかかる時間は人によって違うけれど、理解のスピードの速い遅いは知性とは関係ない。

アインシュタインだって学ぶのがめちゃめちゃ遅くて、学校ではだいたい落ちこぼれだったといわれてるじゃないですか。

ぼくもじつは落ちこぼれで、子供のときに「特殊学級に行きませんか」と言われたこともあります。それはなぜかというと、理解が遅かったからです。

例えば「分数の割り算は、ひっくり返して掛けろ」と言われたときに、「なんで、ひっくり返して掛けるんですか」と、そこで止まってしまったんですね。

速い人は「そんなことはいいから、とりあえずひっくり返してかけろ。答えが出るんだから、それでいいじゃない」と、さっさと割り切ってしまう。

そこで「なんでひっくり返して掛けるのか、よく分かんない」と言って止まってしまう人は落ちこぼれるわけですが、でもそこで一生懸命考える人は、ゆっくりものを考える習慣が付く。そして、自分が理解できないこと、納得できないことに対して、「納得できない」という自覚も湧くことになる。

これは、より深い学びを得られるチャンスなんです。

さっさと先に行く浅い学び方をする人は、「こういうときは、こうすればいい」というノウハウは積み上がっていくけれど、深刻な問題を考えたり、答えがない問題を考えることがすごく苦手になる。だけど、入試は通る。というか、入試はそうしたほうが通りやすい。

そして、日本の知性の人生はその時点でアガって、ピタッと勉強をやめてしまいます。どれだけ多くの人たちが、大学入試以降勉強をやめてしまうか。神戸大学の医学生なんて全然英語が喋れませんよ。中学生レベルの英語も怪しい。大学入試が終わったところで英語の勉強をやめちゃうからです。

いくら難しい大学に受かったところで、18歳なんてただのガキですからね。ぼくだって、18歳のときには何も知らないただのアホでしたよ。イチローだって練習をやめたら野球が下手になるんだから、我々みたいな凡人はもっとダメになる。

でも、そうやって速く速く知性を巻き上げて、ゴールに立ったら動かなくなってしまうのが日本の知性のあり方なんです。

そうではなくて、大事なのは、時間をかけて待ってあげることです。納得のいくまで、理解できるまで待ってあげれば、そして本人も途中で考えることを諦めなければ、たいていの人はたいていのことを理解できるんです。

そういう社会になったら、もっと知性に対する信頼が生まれるし、知性に対する尊敬も生まれる。「優劣を付ける道具」ではない知性を、もっとみんな尊重する。「みんなが考え続けることが大事なんだ」という社会に近づいていくと思います。そんな社会、地球上のどこにもないですけど、そこに近づくチャンスはあると思います。

はっきり言って、処理スピードでいうなら、いまやスマホのほうが優れていますよ。

人間様なんて全然勝てない。それにほとんどのことはＡＩができてしまう。ＡＩ様に比べたら人間の頭のいい、悪いなんてどんぐりの背比べです。「計算ドリルが何秒でできる」みたいなのは、もはや新年会のかくし芸ぐらいにしかならない。

「頭がいい、悪い」というのは、「考え続けるか、続けないか」のことであって、タスクをこなす処理スピードの問題ではない。ぼくはそのことを言いたいんです。

あとがき

本書は世界的なＣＯＶＩＤ－19パンデミックの最中に作られた非常時の本です。

非常時には常時のやり方が通用しなかったり、不適切ですらあったりします。よって、本書は常時の作り方があえてなされなかったのです。その点、この場を借りて弁明させてください。

一般的に、ぼくが本を作るときは、ファクトチェックがしやすいように文章の根拠となるデータや文献などのリストを作ります。これは学術論文を作るときのやり方と同じで、学術的に批判に耐えることができる文章（すなわち論文）は、常に「裏」が取れるよう、適切な形で引用論文、参照論文をリストアップします。引用論文、参照論文が存在しない学術論文はほぼ皆無で、そもそもそうした論文は査読者に不採用の判断をされるでしょう。

残念ながら、日本の書物はファクトチェックが甘くて、いい加減な言説を、薄弱な根拠で述べ、その責任も取らないままで出版されてしまうことが多いです。一般向けの書物であっても、根拠がしっかりした文章を書くべきだし、ファクトチェックもできるようにする。これが筋だとぼくは思っています。ですから、過去にぼくが書いた一般向けの書物では、必ず参照文献、引用文献のリストを添えてきました。

しかしながら、本書ではその出版の緊急性のニーズが非常に高く、この作業をかなり割愛しています。もちろん、参照文献、引用文献リストがなくても、申し上げている内容は根拠を持ち、その背後にはデータだったり、文献上の知見が土台になっています。しかし、読者が容易にファクトチェックができるような配慮は今回は十分にお示しすることができませんでした。申し訳ございません。

学術論文の世界でも日常と非常時にはモードが変わります。前述のように一般に学術論文は査読者による査読を受けるのですが、非常時には査読の作業そのものよりも発表の迅速さの意義が大きくなるため、プレプリントといって、査読を省いた形でまず論文を発表し、後に査読を受けた形で正式な論文として再発表します。

例えば、我々も中国以外での新型コロナウイルス感染の拡がりをシミュレートした推計モデルを論文にしましたが、まずはプレプリントで発表しました。この論文はつい先日、Journal of Clinical Medicine という雑誌に査読の後にアクセプトされました。いろいろ当初とは内容が変わっていますが、これは査読者の要求に応えて改定を重ねたためです。

そんなわけで、本書は非常時モードで突貫工事で作られた本です。内容に不備がある可能性もありますが、その責任は当然筆者の岩田にあります。また、これから学術的な知見が集まり、ぼくが論じていた内容が本質的に間違っていた、ということもあるかもしれません。その場合はぼくの不明をお詫びするとともに、後に自説を訂正することでしょう。しっかりした「常時」のモードでもCOVID-19を論ずることができる日が来ることを（つまりは「非常時」ではなくなることを）、心から祈っています。

本書作成にあたってはKKベストセラーズの編集者である鈴木康成氏とライターの甲斐荘秀生氏に大変にお世話になりました。わざわざ神戸まで来ていただき、長時間、ぼくの話を聞いていただき、文章起こしをしてくださいました。一般にぼくは本を書くときライターさんに書いてもらうのを好みませんが、今回はこちらの意向をくんでいただき、自分でタイプしたかのような文体で文字にしてくださいました。心から感謝申し上げます。

本書が、みなさんのCOVID-19や感染症一般の理解の一助となり、明日からの対策の参考になっていただければこれ以上の幸せはありません。

２０２０年3月23日

岩田健太郎

岩田健太郎（いわた けんたろう）

1971年、島根県生まれ。神戸大学大学院医学研究科・微生物感染症学講座感染治療学分野教授。神戸大学都市安全研究センター教授。ニューヨークで炭疽菌テロ、北京でSARS流行時、またアフリカではエボラ出血熱の臨床を経験。帰国後は亀田総合病院（千葉県）に勤務。感染症内科部長、同総合診療・感染症科部長を歴任する。著書に『「感染症パニック」を防げ！～リスク・コミュニケーション入門』『予防接種は「効く」のか？』『1秒もムダに生きない』（以上が光文社新書）、『感染症は実在しない』（集英社インターナショナル）、『「患者様」が医療を壊す』（新潮選書）、『主体性は教えられるか』（筑摩選書）、『インフルエンザ なぜ毎年流行するのか』（KKベストセラーズ）など著書多数。

ベスト新書
610

新型《しんがた》コロナウイルスの真実《しんじつ》

二〇二〇年四月二〇日　初版第一刷発行

著者◎岩田健太郎《いわたけんたろう》

発行者◎小川真輔
編集者◎鈴木康成
発行所◎株式会社ベストセラーズ
東京都豊島区西池袋五-二六-一九
陸王西池袋ビル四階　〒171-0021
電話　03-5926-6081（編集）　03-5926-5322（営業）

構成◎甲斐荘秀生
装幀◎フロッグキングスタジオ
装幀フォーマット◎坂川事務所
印刷所◎錦明印刷
製本所◎ナショナル製本
DTP◎オノ・エーワン

ISBN978-4-584-12610-3 C0295